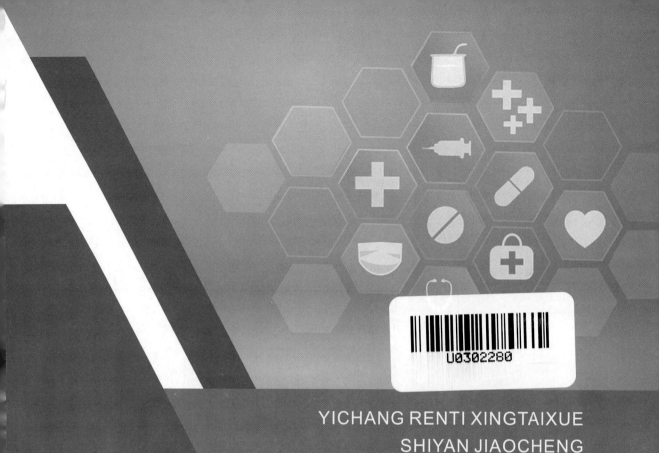

YICHANG RENTI XINGTAIXUE
SHIYAN JIAOCHENG

异常人体形态学实验教程

主　编　刘立新　刘　硕

副主编　张丹丹　刘莉萍

编　委（以姓氏笔画为序）

刘　硕　首都医科大学燕京医院

刘立新　首都医科大学燕京医院

刘莉萍　北京市顺义区医院

杨黎明　首都医科大学燕京医院

张丹丹　首都医科大学燕京医院

岳　娉　北京市顺义区医院

孟桂霞　首都医科大学燕京医院

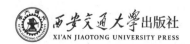

西安交通大学出版社
XI'AN JIAOTONG UNIVERSITY PRESS

图书在版编目(CIP)数据

异常人体形态学实验教程 / 刘立新,刘硕主编. —
西安：西安交通大学出版社，2023.8
ISBN 978 - 7 - 5693 - 3252 - 0

Ⅰ.①异… Ⅱ.①刘… ②刘… Ⅲ.①人体形态学-
实验-医学院校-教材 Ⅳ.①R32-33

中国国家版本馆 CIP 数据核字(2023)第 098659 号

书　　名	异常人体形态学实验教程
主　　编	刘立新　刘　硕
责任编辑	张沛烨
责任校对	秦金霞

出版发行	西安交通大学出版社
	(西安市兴庆南路 1 号　邮政编码 710048)
网　　址	http://www.xjtupress.com
电　　话	(029)82668357　82667874(市场营销中心)
	(029)82668315(总编办)
传　　真	(029)82668280
印　　刷	西安明瑞印务有限公司

开　　本	787mm×1092mm　1/16　**印张** 8　**彩插** 16 面　　**字数** 170 千字
版次印次	2023 年 8 月第 1 版　2023 年 8 月第 1 次印刷
书　　号	ISBN 978 - 7 - 5693 - 3252 - 0
定　　价	45.50 元

如发现印装质量问题,请与本社市场营销中心联系。

订购热线:(029)82665248　(029)82667874

投稿热线:(029)82668805

前 言

　　异常人体形态学实验是病理学的实验课,在病理学教学过程中起着至关重要的作用。该课程主要通过观察病变组织、器官的大体标本、组织切片和虚拟标本,讨论临床病理案例,探讨疾病的本质及其发生、发展规律,加深学生对病理学理论知识的理解,培养学生观察问题、分析问题和解决问题的能力,帮助学生构建从宏观到微观、从形态到功能、从基础到临床的整体思维,为其今后学习临床医学课程奠定坚实的基础。

　　习近平总书记在党的二十大报告中指出:"教育是国之大计、党之大计。培养什么人、怎样培养人、为谁培养人是教育的根本问题。育人的根本在于立德。"因此,在本教材编写和实践教学中,我们注重培养学生严肃认真的科学态度、严谨求实的工作作风和严格规范的操作方法;培养学生用动态的角度观察病理标本,注重形态改变与功能改变的关系,以及病理变化与临床表现之间的联系。在教学过程中注重立德树人,对学生进行核心价值观、职业道德、医学人文精神等方面的教育。通过实践教学,学生能认识生命、理解生命、尊重生命、尊重患者,注重交流与沟通。

　　与传统的病理学实验教材不同,本教材有以下特点:①以器官病理为基础、以疾病为核心,实现以学科、系统为中心到以器官疾病为中心的教学模式转变;既能传授系统性知识,又能培养学生的综合分析能力和创新思维能力,是一种全新的、独立的实验教学课程体系。②书中每章安排的"病例讨论"体现了"从基础到临床"的教改新观念,为学生今后临床课程的学习打下坚实基础。③附录中的"病理尸体剖检"和"临床病理诊断技术"是临床病理的检查方法,也是"第二课堂"的学习资料,可以让学生了解病理尸检步骤,熟悉临床病理诊断的基本知识及病理诊断的工作程序,做到理论联系实际,弥补"第一课堂"与实际工作相脱节的不足。附录中的"病理图例"与正文相对应,有标注,有解释,可以直观地帮助学生尽快找到病变,起到名副其实的指导作用。

　　本书的编委认真负责,编写过程虽力求完美,但因时间及水平有限,难免存在不足之处,希望同仁批评指正,以进一步修改和完善。

编者

2023 年 5 月

◀● 目 录 ●▶

实 验 须 知

一、实验课的目的和意义

异常人体形态学实验在病理学教学中的作用至关重要。实验课中,学生通过对病变器官、组织形态的观察,联系该器官、组织功能代谢的变化以及临床症状、体征,为防治疾病提供理论依据。本课程一方面有利于帮助学生系统掌握病理学基本知识,另一方面也有助于培养学生独立思考、分析问题和解决问题的能力,为后期临床课的学习奠定良好的基础。

二、实验课的内容和方法

病理学实验内容包括理论知识复习、肉眼标本观察、组织切片观察、临床病例讨论及观看教学录像等,其中最主要的是对肉眼标本和组织切片的观察。

(一)肉眼标本观察

1. 辨别器官

识别标本属于何种器官及其大体结构。

2. 观察病变器官或组织的形态

观察病变器官或组织的大小、形态、色泽、质地等是否正常。

3. 注意表面和切面的情况

(1)光滑度:标本表面是平滑或粗糙。

(2)透明度:器官的被膜是菲薄、透明,还是增厚、浑浊。

(3)颜色:标本的颜色是暗红、苍白、灰白、灰黑、深黄还是棕黄等。

(4)质地:标本的质地是软、硬、韧还是松脆等。

4. 病灶的情况

（1）分布与位置：观察病灶在器官的位置及其分布情况。

（2）数量：观察病灶数量是单个或多个，局限或弥散。

（3）大小：病灶体积以"长×宽×高"表示，面积以"长×宽"表示，各参数的基本单位均以厘米（cm）计；也可用常见的实物大小来形容，如米粒大、黄豆大、鸡蛋大、成人拳头大等。

（4）颜色：正常器官应保持其固有的色泽，如有不同着色，则往往是由于内源性或外源性色素的影响。如暗红色表示可能含血量多，黄绿色表示可能含胆汁，黄色表示可能含脂肪或类脂。

（5）形状：病灶形状可有圆形、不整形、乳头状、结节状等。

（6）病变与周围组织的关系：可用境界清楚或模糊，有无压迫或破坏，有无包膜，包膜完整与否，脏器间有无粘连等描述。

此外，对空腔器官检查要注意观察器官管壁有无增厚或变薄、内壁粗糙或平滑、有无突起等，注意腔内物质的颜色、性质、容量，器官外壁有无粘连等。

说明：实验时肉眼所观察的标本，一般经过 10% 福尔马林固定，其大小、颜色、硬度与新鲜标本有所不同。

（二）组织切片观察

1. 肉眼观察

先用肉眼观察组织切片的形状、颜色，并进一步确定病变部位。

2. 显微镜下观察

显微镜下观察注意切勿将切片放反，以免压碎玻片。

（1）低倍镜是镜检的主要手段，可以观察全局，了解组织结构的改变。观察时应上下、左右扫视全片，确认病变组织、病变部位和性质，明确病变与周围组织的关系，切忌一开始就用高倍镜观察。

（2）高倍镜主要用于观察组织和细胞的微细结构和形态变化。

三、绘图要求

病理绘图十分重要，学生通过绘图，可加强对病变的观察、理解和记忆，也是能力训练的一个重要环节。绘图的方法：首先仔细观察病变的镜下表现，找出比较典型的区域，然后淡淡地勾出轮廓（注意各种成分的位置、比例、关系等）。对草图满意后，再用红蓝铅笔分别涂出细胞质、细胞核和细胞间质等。落笔由轻到重,色彩由浅入深。画图要有边框(圆形框或方框)和注解(写于一侧或底部)。

绘图时应本着真实的原则,不可人为加工,教材上的图谱可供参考,但不要模仿。

四、临床病例讨论

临床病例讨论有利于帮助学生复习巩固理论知识,培养学习兴趣及独立思考问题、分析问题和解决问题的能力。病例一般选用临床常见的简单病例,讨论的问题一般包括:①做出诊断并给出诊断依据;②分析病情发展的经过与转归;③对某些临床表现的病理基础进行分析;④对死亡原因进行分析等。

五、实验注意事项

(1)爱护显微镜、教学标本、病理切片以及实验室其他用具,不得损坏。

(2)实验前仔细阅读实习指导,复习有关理论知识,了解实验目的与要求。

(3)保持实验室安静,在实验室内应专心实验,不许做其他与实验无关的工作。

(4)实行卫生值日制,保持实验室干净、整洁。

(5)遵守实验室的各项规章制度。

第一章　细胞和组织的适应、损伤与修复

目的要求

1. 掌握：细胞萎缩、肥大、增生、化生、水肿、脂肪变性、玻璃样变性、病理性钙化、肉芽组织、坏死及不同坏死组织类型的病变特点。对部分病理标本能进行光镜下及肉眼观察的准确描述。

2. 熟悉：细胞和组织坏死的结局及肉芽组织的功能。

3. 了解：淀粉样变、黏液样变、病理性色素沉着的病变特点。

4. 知识拓展：化生与上皮 – 间质转化概念的比较；细胞水肿和脂肪变性的鉴别；成体干细胞及其在组织修复和再生中的作用。

一、知识要点

（一）细胞和组织的适应性反应

1. 萎缩

发育正常的器官或组织由于实质细胞体积变小或数目减少，使其体积缩小，称为萎缩。肉眼可见萎缩器官体积缩小、重量减轻、包膜皱缩、颜色加深呈褐色。病理性萎缩根据发生原因可分为：①营养不良性萎缩；②压迫性萎缩；③失用性萎缩；④去神经性萎缩；⑤内分泌性萎缩；⑥老化和损伤性萎缩。

2. 肥大与增生

细胞、组织或器官体积增大，称为肥大。由于实质细胞数量增多而造成的组织器官体积增大，称为增生。肥大与增生分类相似，根据性质都可分为生理性和病理性两类，根据发生的原因都可分为代偿性（或功能性）和内分泌性（或激素性）两类。因为发生原因相似，所以有再生能力的细胞在功能代偿时两者常常相伴发生，而没有再生能力的细胞

在功能代偿时则只表现为肥大。

3.化生

一种分化成熟的组织或细胞转化为另一种分化成熟的组织或细胞的过程,称为化生。化生由该处具有分裂能力的未分化细胞向另一方向分化而形成。化生一般在同源细胞间进行。常见化生分为上皮组织的化生和间叶组织的化生。

(1)上皮组织的化生:如支气管、宫颈柱状上皮发生鳞状上皮化生;胃腺上皮发生肠上皮化生。

(2)间叶组织的化生:如骨化生或软骨化生。

化生既具有保护作用,也会使组织失去原有功能。如果引起化生的因素持续存在,则可能引起细胞恶变。

(二)细胞和组织损伤的形式和形态变化

1.可逆性损伤(变性)

可逆性损伤(变性)是指细胞和细胞间质受损伤后,由于代谢障碍,使细胞内和细胞间质内出现异常物质或正常物质异常蓄积的现象。

(1)细胞水肿(水变性):指细胞内水分增多,严重时呈气球样变。好发部位为线粒体丰富、代谢旺盛的器官(心、肝、肾等)的实质细胞。肉眼可见水肿器官浑浊肿胀。光镜下,轻度水肿细胞表现为颗粒变性,中度表现为胞质疏松化,重度表现为气球样变。电镜下,水肿细胞胞质内颗粒是肿大的线粒体和扩张的内质网。

(2)脂肪变性:中性脂肪特别是甘油三酯蓄积在非脂肪细胞的细胞质内,称为脂肪变性。好发于肝、心、肾、骨骼肌细胞等。光镜下,石蜡切片 HE 染色,脂肪变性细胞胞质内出现空泡,核常被挤至周边。冰冻切片苏丹Ⅲ染色,可将脂肪染成橘红色。

肝脂肪变性:肉眼可见肝均匀肿大,色淡黄,质如泥块,有油腻感。镜下可见肝细胞胞质内有大小不等的空泡。肝脂肪变性的分布与原因有关,如肝淤血时,脂肪变性首先见于小叶中央区;中毒时,脂肪变性首先见于小叶周边区。

心肌脂肪变性:形成虎斑心。

注意:虎斑心与心肌脂肪浸润不同。

肾小管上皮细胞脂肪变性:过量重吸收原尿中脂蛋白的结果,多见于近曲小管细胞基底部。

(3)玻璃样变性:细胞内或细胞间质中出现半透明状蛋白质蓄积,也称透明变性。常见的玻璃样变性有以下 3 种。①细胞内玻璃样变性,如肾小球肾炎。②结缔组织玻璃样变性,如瘢痕组织、动脉粥样硬化纤维斑块。③细动脉壁玻璃样变性,又称细动脉硬化,常见于高血压病时的肾、脑、脾及视网膜细动脉。镜下可见细动脉内膜下有均质、红染、无结构的物质,使细动脉管壁增厚、弹性降低、管腔狭窄。

(4)病理性钙化:指骨和牙齿以外的组织中有固态钙盐沉积,其可分为营养不良性钙化和转移性钙化。①营养不良性钙化,较常见,无全身钙、磷代谢障碍。②转移性钙化,较少见,见于甲状旁腺功能亢进,全身钙、磷代谢障碍致血钙和/或血磷升高,使钙在未受损组织(如肾、肺和胃等)中沉积。

2.不可逆性损伤

不可逆性损伤,即细胞死亡,包括凋亡和坏死两种类型。凋亡是活体内局部组织中单个细胞程序性死亡,多见于生理情况。

(1)坏死:以酶溶性变化为特点的活体内局部组织、细胞的病理性死亡。细胞核的变化是坏死的主要形态学标志,表现为核固缩、核碎裂、核溶解消失。

(2)坏死类型:包括凝固性坏死、液化性坏死、坏疽和纤维素样坏死。

凝固性坏死:见于脾、肾、心肌的贫血性梗死。镜下可见细胞微细结构消失,组织结构的轮廓可保持数天,坏死区周围可见充血出血带。结核病时,由于坏死组织分解较彻底,加上含有较多脂质,因此色淡黄,质松软似奶酪,称干酪样坏死,是坏死更为彻底的特殊类型。

液化性坏死:指组织坏死后迅速发生崩解、液化,如化脓性炎的脓液形成、肝细胞水肿发展而来的溶解坏死、脑软化和脂肪坏死等。

坏疽:指直接或间接与外界相通部位大块组织坏死并继发腐败菌感染,呈黑色、暗棕色伴恶臭等特殊形态变化。坏疽的类型及病变特点见表1-1。

表1-1 坏疽的类型及病变特点

项目	干性坏疽	湿性坏疽	气性坏疽
好发部位	四肢末端	四肢末端或与外界相通的内脏(阑尾、肠、肺、子宫等)	深达肌肉的开放性创伤
发病条件	动脉阻塞,静脉回流畅通	动脉阻塞,静脉回流受阻	合并产气荚膜杆菌等厌氧菌感染
病变特点	干涸皱缩,呈黑褐色,边界清楚,臭味小,多为凝固性坏死	湿软肿胀,黑色或污秽绿色,边界不清,有恶臭,可为凝固性坏死或液化性坏死	属湿性坏疽;组织肿胀污秽,呈蜂窝状,边界不清,有奇臭,有捻发感
对机体的影响	腐败中毒症状轻	腐败菌易于繁殖,全身中毒症状重	发展迅速,后果严重

纤维素样坏死:间质胶原纤维或小血管壁出现纤维素样物质,常见于变态反应性炎症。

(3)坏死的结局:包括溶解吸收、分离排出、机化和包裹、钙化。

①溶解吸收。②分离排出:形成糜烂、溃疡、空洞、窦道和瘘管。a. 糜烂和溃疡:皮肤、黏膜坏死组织脱落形成的较浅的组织缺损称为糜烂,较深的组织缺损称为溃疡。b. 空洞:肺、肾等内脏坏死物质液化后通过支气管、输尿管等自然管道排出形成的空腔称为空洞。c. 窦道:指组织坏死后形成的只开口于皮肤黏膜表面或体腔的病理性盲管。d. 瘘管:指连于体表和有腔器官之间或两个有腔器官之间的、有两个及两个以上开口的通道样缺损。③机化:指新生肉芽组织取代坏死组织或其他异物的过程。④包裹、钙化:属于营养不良性钙化。

(三)损伤的修复

1. 再生

(1)生理性再生:指机体某些细胞老化、消耗,又被新生的同类细胞增生代替,以保持原有的结构和功能的生理过程。

(2)病理性再生:包括完全再生和不完全再生。

完全再生:由同类细胞完成,再生后可完全恢复原组织的结构和功能。

不完全再生:再生后不能完全恢复原组织的结构和功能。

2. 各种细胞的再生能力

不同类型细胞的再生能力及常见细胞见表1-2。

表1-2 细胞的再生能力及常见细胞

类型	别名	再生能力	常见细胞
不稳定细胞	持续分裂细胞	再生能力强	表皮细胞、呼吸道和消化道等被覆上皮细胞
稳定细胞	静止细胞	有潜在较强的再生能力	肝细胞等各种腺体和腺样器官的实质细胞
永久细胞	非分裂细胞	再生能力微弱或无再生能力	神经细胞、心肌细胞及骨骼肌细胞

3.纤维性修复

肉芽组织:由大量新生的薄壁毛细血管、增生的成纤维细胞和浸润的各种炎细胞构成。肉眼观为鲜红色、颗粒状,柔软湿润,形似鲜嫩的肉芽,故得名。

(1)肉芽组织的功能:①抗感染,保护创面。②填补创口及其他组织缺损。③机化或包裹坏死、血栓、炎性渗出物及其他异物。

(2)肉芽组织的结局:随着肉芽组织的成熟,毛细血管闭合、退化、消失,细胞间液体减少;成纤维细胞转变为纤维细胞,沉积在其产生的胶原纤维之间,炎细胞逐渐减少、消失,最终转化为瘢痕组织。

4.创伤愈合

(1)皮肤创伤愈合过程:伤口早期变化—伤口收缩—肉芽组织增生及瘢痕形成—表皮及其他组织再生。

(2)创伤愈合的类型及病变特点见表1-3。

表1-3　创伤愈合的类型及病变特点

愈合期	组织缺损	创缘	缝合严密程度	有无感染、异物	愈合时间	瘢痕
一期愈合	少	整齐	缝合严密	无	短	小
二期愈合	较大	不整齐	缝合不严密或无法缝合	有	长	大

(3)骨折愈合:经良好复位、固定和锻炼后可以完全再生,其愈合过程经过以下几个阶段。①血肿形成:骨折断端出血伴炎症反应。②纤维性骨痂形成:骨折后2~3天开始,骨膜细胞的增生是骨折愈合的基础。③骨性骨痂形成:共需4~8周,本期患者可以开始负重。④骨痂改建或再塑:一般经历数月甚至数年后能完全愈合。

二、大体标本

(一)脑萎缩

脑萎缩的标本取自先天性脑积水的患儿。标本可见两侧大脑半球因受积水压迫而萎缩,部分脑组织消失,仅留下环状的脑组织贴附于大脑镰上,脑室腔与大脑顶部蛛网膜下腔穿通,使脑组织形似大肠(图1-1);剩余脑组织表面脑沟变深、变宽,脑回变窄。

思考:脑积水有何危害?萎缩脑组织能否恢复正常?

(二)肾盂积水(肾压迫性萎缩)

肾脏外形稍有改变,体积明显增大,肾表面见多个隆起,切面肾脏实质内见多个因积水而形成的囊泡,肾实质明显变薄,皮、髓质界限不清(图1-2)。而正常肾脏为蚕豆形,左右成对,重约150g,表面有结缔组织被膜,其下为肾皮质,厚约0.3cm,是大部分肾小球所在部位,再向下为髓质,皮、髓质分界明显。

(三)颗粒固缩肾

肾体积缩小,质地变硬,重量减轻,肾包膜已被剥离,肾表面呈弥漫的细颗粒状(图1-3),切面肾皮质变薄,皮、髓质界限清楚,肾盂部分脂肪组织填充增多(图1-4)。

思考:颗粒固缩肾是如何形成的?

(四)心肌褐色萎缩

心脏体积缩小,呈深褐色,表面血管弯曲似蛇形,即冠状动脉的蛇形弯曲(图1-5)。

思考:冠状动脉的蛇形弯曲是怎么形成的?

(五)心肌肥大

正常心脏一般约与本人拳头大小相等,重约250g,左心室厚0.8~1.2cm,而高血压病患者的心脏体积明显大于正常心脏,且重量增加,左心室壁增厚显著(约2cm),肉柱及乳头肌增粗(图1-6)。

思考:心肌肥大伴有增生吗?为什么?

(六)前列腺增生症

前列腺增生症俗称前列腺肥大,表现为前列腺体积增大(约6cm×6cm×6cm),呈结节状,切面有灰白色的条索状组织互相编织在一起,在条索状组织之间可见微小的囊腔(图1-7)。

思考:囊腔是什么?前列腺增生的患者临床会表现为什么症状?

(七)肾水肿(浑浊肿胀)

肾脏体积增大,重量增加,外形尚存,表面平滑,颜色变浅,浑浊无光泽,似被开水烫过,故名"浊肿"(图1-8)。切面可见皮质变厚,皮、髓质界限不是很清楚(图1-9)。

(八)脾被膜透明变性

脾脏因淤血而肿大,切面呈紫红色,包膜增厚,增厚的脾包膜呈灰白色、半透明状,质地均一、较硬(图1-10)。

（九）脾凝固性坏死

脾外形完整，表面较光滑，切面有近三角形灰白色坏死区，质地干燥、致密，界限清楚，周围有暗红色出血带（图1-11）。

（十）肾结核（干酪样坏死）

肾脏稍大，表面呈多个结节状隆起（图1-12），切面肾皮质与髓质界限不清，有多个大小不等的空洞，洞壁粗糙，附有淡黄色、细腻、豆腐渣样的干酪样坏死物。空洞是由于坏死物随尿液排出后在局部留下的空腔（图1-13），肾盂黏膜因受病变侵犯而粗糙不平。

三、组织切片

（一）睾丸萎缩

低倍镜下观：曲精小管管壁普遍变薄，管内细胞数目明显减少，曲精小管间的结缔组织间隙增宽（图1-14），睾丸被膜因纤维组织增生而变厚。

高倍镜下观：曲精小管管壁复层生精上皮细胞数目明显减少，腔内很少见到成熟的精子细胞，管壁上多数为胞质呈网状的支持细胞。

诊断要点：生精细胞数目减少，间质结缔组织增生。

思考：临床上患者会出现什么异常表现？

（二）心肌萎缩

低倍镜下观：心肌纤维变窄，心肌纤维之间的间隙变宽。

高倍镜下观：心肌细胞核两侧可见棕黄色颗粒，即脂褐素（图1-15）。心肌纤维之间变宽的间隙内有少量疏松结缔组织增生。

诊断要点：萎缩的心肌变窄、间隙变宽，细胞核两侧可见棕黄色的脂褐素颗粒。

思考：脂褐素是怎么形成的？

（三）前列腺增生症

低倍镜下观：腺体数量增多，腺腔扩张，腺体周围平滑肌细胞和纤维组织呈不同程度的增生（图1-16）。

高倍镜下观：腺上皮增生活跃，呈乳头状突入腺腔，或扩张呈囊状，腺细胞分化好，呈单层柱状或假复层柱状，核位于基底部，排列整齐。

诊断要点:腺体、平滑肌和纤维结缔组织增生,腺体数目增多,细胞分化好。

思考:临床上患者会出现哪些临床表现?

(四)肾细胞水肿

低倍镜下观:病变主要在肾皮质的近曲小管,近曲小管上皮细胞肿胀,突入管腔内,以致管腔狭窄,呈星芒状,严重时管腔闭塞、消失。

高倍镜下观:近曲小管上皮细胞胞质内充满均匀粉染的细小颗粒,细胞因而肿胀,界限不清,甚至破裂(图1-17)。细胞核结构清晰,无明显改变。

诊断要点:肾近曲小管上皮细胞肿胀,胞质充满均匀、红染的细小颗粒。

思考:肾小管上皮细胞胞质内出现的红染细颗粒为何物?

(五)肝细胞水肿气球样变

低倍镜下观:肝细胞体积增大,肝细胞索增宽,肝窦狭窄,细胞质染色变浅或透亮。

高倍镜下观:轻度水肿的肝细胞胞质内有粉染的细小颗粒形成。中度水肿的肝细胞胞质疏松,呈网状。重度水肿气球样变的肝细胞体积明显大于周围肝细胞,呈圆形,细胞质几乎完全透明,细胞核也可增大,染色淡,位于细胞中央(图1-18)。

诊断要点:肝细胞体积大,呈圆形,胞质几乎完全透明。

思考:轻度水肿的肝细胞内的颗粒在电镜下应该是什么形态?

(六)脾被膜玻璃样变性

脾被膜明显增厚,纤维结缔组织增生,增生的结缔组织胶原纤维融合成为均匀、透明、红染的无结构物质,即玻璃样变性(图1-19)。

(七)脾中央动脉玻璃样变性

脾中央动脉管壁增厚,管腔变细,弹性变差。管壁平滑肌细胞萎缩减少、消失,取而代之的是均匀红染的无结构物质(图1-20)。

思考:脾中央动脉玻璃样变性见于什么疾病?

(八)干酪样坏死

低倍镜下观:正常组织结构大部分被破坏,代之以大片红染、无结构、模糊的坏死区,周围可见多核巨细胞和上皮样细胞、淋巴细胞及增生的纤维组织(图1-21)。

高倍镜下观:坏死区为红染无结构物质,完全没有原有组织的轮廓,有别于一般凝固性坏死。

诊断要点:干酪样坏死区为红染无结构物质,坏死彻底。

(九)肉芽组织

低倍镜下观:组织中含有丰富的血管及细胞成分(图1-22)。

高倍镜下观:肉芽组织结构疏松,内有许多新生的毛细血管、成纤维细胞及以淋巴细胞、浆细胞为主的炎细胞。新生的毛细血管管壁由单层内皮细胞围成,细胞肥大,核突入管腔;成纤维细胞位于新生毛细血管之间,细胞较大,呈椭圆形、梭形或星芒状,细胞核大、淡染,有1或2个核仁,细胞质略嗜碱性(图1-23)。

诊断要点:肉芽组织的主要成分为新生的毛细血管、成纤维细胞及各种炎细胞。

思考:肉芽组织有哪些功能?最终的结局是什么?

四、病例讨论

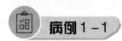

患者,男,30岁。1周前左臀部被枪弹击伤,自行处理。近日来出现局部压痛,伤处肿胀,发热,全身不适,遂到医院求医。

【查体】伤处肿胀,皮肤发黑,与正常皮肤界限不清,伴恶臭,手摸患处有捻发感。

随即对该患者做清创处理,取出弹头,并积极进行抗感染治疗。但该患者病情恶化,全身情况渐差,最终医治无效死亡。

1.该患者发生了什么病变?诊断依据是什么?

2.本病例应该和哪些病变鉴别?

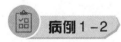

患者,女,76岁。因右下肢动脉栓塞致右足大部溃疡、坏疽1个月入院。

【既往史】既往有风湿性心脏病、心房颤动、脑梗死病史。

【查体】右下肢肌肉萎缩,右足踝关节大部腐烂发黑,足趾脱落。

因患者年老病重,故采取保守治疗。入院后予右足清创,外敷祛腐生肌中药膏,采取抗感染、强心、护心、抗凝溶栓等中西医结合治疗的方法。3个月后腐烂坏死组织脱落,生长出多量肉芽组织及上皮。行自体皮肤移植包住远端足趾,住院半年痊愈出院。

 讨论

1. 该患者右下肢发生了何种坏疽?请分析其发生的原因。

2. 为什么坏死组织为黑色?

3. 足部坏死组织是通过什么组织进行修复的,其包含哪些成分?

第二章　局部血液循环障碍

1. 掌握:淤血的病变特点及后果;血栓形成的条件、过程、形态及血栓的类型;栓塞的概念、栓子运行途径、栓塞的类型和对机体的影响;梗死的概念、原因、病变特点及分类。正确描述肺淤血、肝淤血、脾淤血、肾淤血、混合血栓、脾梗死、心肌梗死、肺梗死的肉眼病变特点和光镜下结构特点。

2. 熟悉:充血的病变特点及后果。

3. 了解:出血和水肿的病变特点及后果。

4. 知识拓展:红色血栓和血凝块的区别;经济舱综合征和布加综合征的病变特点。

一、知识要点

(一)充血和淤血

充血和淤血是指局部组织血管内血液含量增多。根据其发生部位不同可分为动脉性充血(即充血)和静脉性充血(即淤血),两者的病变特点见表2-1。

表2-1　动脉性充血与静脉性充血的病变特点

病变特点	动脉性充血	静脉性充血
原因	1.生理性:见于进食后的胃肠道;运动后的骨骼肌; 2.病理性:①炎症性充血见于炎症早期,是轴突反射和炎症介质的作用结果。②减压后充血见于绷带、止血带解除后,以及一次大量抽放腹水等	1. 静脉受压:如肿瘤、妊娠等; 2. 静脉腔阻塞:如血栓形成、栓塞等; 3. 心力衰竭:如肺淤血及全身淤血
肉眼观	体积大,呈鲜红色	体积增大,呈暗红色或紫红色
镜下观	小动脉和毛细血管扩张充血	小静脉和毛细血管扩张充血
后果	一般对机体无不良影响,偶致动脉破裂出血	淤血性水肿、出血,实质细胞萎缩、变性、坏死,淤血性硬化

例:慢性肺淤血是由左心衰竭引起。肉眼观:肺体积增大,呈暗红色,质实,挤压时从切面流出粉红色泡沫样液体。镜下观:①肺泡壁毛细血管扩张、充血;②肺泡腔有大量水肿液、红细胞、心衰细胞;③长期淤血,可见肺泡壁纤维组织增生,含铁血黄素沉积导致肺褐色硬化。

(二)出血

出血是指血液从心血管腔逸出,按出血机制和出血部位不同进行分类。

1.按出血机制分类

破裂性出血:心脏或血管完整性发生改变,如创伤、心肌梗死、动脉瘤、静脉曲张等。

漏出性出血:因小血管壁的通透性增高,血液通过扩大的内皮细胞间隙和损伤的基底膜漏出血管外,如缺氧、中毒、感染、维生素 C 缺乏等。

2.按出血部位分类

内出血:如积血、血肿。

外出血:如鼻衄、咯血、呕血、便血、尿血,皮肤黏膜瘀点、瘀斑、紫癜。

出血对机体的影响取决于出血量、出血速度和出血部位等。

(三)血栓形成

在活体的心血管内,血液中某些成分析出、凝集或血液凝固形成固体质块的过程称为血栓形成,所形成的固体质块称为血栓。

1.血栓形成的条件和机制

(1)心血管内皮细胞的损伤是血栓形成最重要、最常见的原因;胶原暴露是血栓形成最重要的因素。

(2)血流状态的改变包括血流缓慢和涡流形成。

(3)血液凝固性增高表现为血液中血小板和凝血因子增多。

2.血栓的类型与形态

(1)白色血栓:为静脉延续性血栓的头部或赘生物(心瓣膜上的白色血栓)。肉眼观:血栓呈灰白色,与内膜壁黏着紧密。镜下观:血栓由血小板和少量纤维素构成。

(2)混合血栓:为静脉延续性血栓的体部,如心室和血管的附壁血栓、层状血栓。肉眼观:混合血栓红白相间,易脱落。镜下观:混合血栓由淡红色无结构呈分支状或珊瑚状的血小板小梁和充满小梁间纤维蛋白网及红细胞构成。

（3）红色血栓：为静脉延续性血栓的尾部。肉眼观：血栓呈暗红色，易脱落。镜下观：纤维蛋白网眼内充满红细胞。

（4）透明血栓（微血栓）：见于微循环血管内，由嗜酸性同质性纤维蛋白构成，又称纤维素性血栓。

3.血栓的结局

血栓最终可被溶解吸收、软化脱落（栓塞）、机化再通或钙化。

4.血栓对机体的影响

有利作用：血栓有止血和防止感染蔓延的作用。

不利影响：血栓可导致血管阻塞，引起栓塞，使心瓣膜变形及广泛出血。

（四）栓塞

在循环血液中出现不溶于血液的异常物质，随血液运行并阻塞某处血管腔的现象，称为栓塞。阻塞血管的异常物质称为栓子，它可以是固体、气体或液体，最常见的是脱落的血栓或其碎片。

1.栓子运行的途径

栓子一般随血流方向运行。来自右心及静脉系统的栓子可导致肺动脉及其分支阻塞；来自左心及动脉系统的栓子可导致体循环小动脉阻塞，如脑、脾、肾及四肢动脉栓塞等；门静脉系统的栓子可导致肝内门静脉分支阻塞；而交叉性或逆行性栓塞较为少见。

2.栓塞的类型及其对机体的影响

（1）血栓栓塞：最常见，可分为肺动脉及其分支栓塞和体循环动脉栓塞。①肺动脉及其分支栓塞：大多来源于下肢深部静脉。当栓子小、数量少时，多不严重；若原有严重淤血，可导致肺出血性梗死；若栓子大、数量多时，可导致肺动脉栓塞，甚至猝死。②体循环动脉栓塞：大多来自左心，少数来自动脉。

（2）气体栓塞：多见于空气栓塞和减压病。①空气栓塞：多发生于静脉破裂后，尤在静脉内呈负压的部位多见。②减压病（沉箱病、潜水员病）：指人体从高压环境迅速进入常压或低压环境，引起溶解于血液中的氮气析出而致的氮气栓塞。

（3）脂肪栓塞：见于长骨骨折、严重脂肪组织挫伤或脂肪肝挤压伤时。

（4）羊水栓塞：见于分娩过程中，羊水成分进入母体血液循环。

（5）其他栓塞：如肿瘤细胞栓塞可致肿瘤转移；寄生虫及其虫卵、异物等栓塞可成为感染性栓子。

（五）梗死

器官或局部组织由于动脉血流阻断，又不能及时建立有效侧支循环，而引起的缺血性坏死称为梗死。

1. 梗死形成的原因和条件

（1）原因：①血管受压，多见于肠套叠、肠疝气，静脉和动脉先后受压造成梗死。②动脉栓塞，常见于血栓形成和栓塞，导致动脉阻塞。③动脉痉挛：如冠状动脉强烈而持续的痉挛，导致心肌梗死。

（2）条件：与供血血管的类型有关，如双重血液循环、动脉吻合支丰富的器官很少发生梗死。另外，与组织缺血、缺氧的耐受性和血流阻断发生的速度也有关。

2. 梗死的类型和病变特点（表2-2）

表2-2　梗死的类型和病变特点

病变特点	贫血性梗死（白色梗死）	出血性梗死（红色梗死）
好发部位	脾、肾、心、脑	肺、肠
形成条件	动脉阻塞、组织结构较致密、侧支循环不丰富	除动脉阻塞、组织疏松、有双重血液循环或侧支吻合丰富外，尚有严重淤血的先决条件
肉眼观	梗死灶呈灰白色，与周围正常组织之间有明显的暗红色界限；脾、肾梗死灶呈锥体形，心肌梗死呈不规则形或地图状	梗死灶呈暗红色或紫红色；肺梗死常位于肺下叶，呈锥体形，肠梗死多发生在小肠，呈节段性
镜下观	梗死灶红细胞很少，甚至缺如。梗死周边血管扩张充血，并可见漏出性出血	梗死区充满大量红细胞
性质	脾、肾、心肌梗死为凝固性坏死，脑梗死为液化性坏死	凝固性坏死

二、大体标本

（一）慢性肺淤血

慢性肺淤血表现为肺体积增大，重量增加，表面及切面呈暗红色，质地坚实（图2-1）。

思考：肺淤血常见于什么情况？

（二）静脉内血栓

一段静脉内可见暗红色血栓完全阻塞血管腔,表面干燥易碎(图2-2)。

思考:血栓形成有哪些条件?

（三）心附壁血栓

左心室腔内近心尖处可见一暗红色血栓,与心内膜粘连,表面干燥而粗糙(图2-3)。

思考:心附壁血栓常继发于什么疾病?

（四）门静脉瘤栓

肝脏门静脉腔内被一长约8cm的灰白色肿瘤栓子充满。另外,在肝实质多个小血管内也充填着肿瘤栓子(图2-4)。

思考:本病例肿瘤栓子最可能来源于何处?

（五）脾贫血性梗死

脾脏内可见一小的梗死灶,即凝固性坏死区,呈灰白色,界限清楚,近似于三角形,尖端指向脾门,基底朝向被膜。梗死灶组织致密、坚实、干燥,与周围分界清楚,其周边有暗红色充血、出血带与正常组织相隔(图1-11)。

思考:不同器官梗死的形状有何特点?

（六）肾贫血性梗死

肾贫血性梗死位于肾被膜下,切面呈扇形。其尖端指向肾门,底部朝向肾表面。梗死灶呈灰白色,质地坚实,干燥,与正常组织分界清楚,周围有红褐色出血带。

（七）肺出血性梗死

肺出血性梗死切面可见一个近似扇形暗黑色区域,尖端朝向肺门方向(图2-5)。

思考:肺出血性梗死的发生机制是什么?

（八）肠出血性梗死

肠壁一段,已剖开。梗死的肠管呈黑褐色,肠壁增厚,黏膜皱襞消失,质脆,肠腔扩张(肠壁坏死后弹性消失,在肠内容物压力下而膨出),内容物已流出(图2-6)。

思考:简述肠出血性梗死的形成机制。

（九）脑出血

大脑的冠状切面,可见内囊出血并在局部形成血肿,血肿呈暗红色,质软(图2-7)。

思考:内囊区出血患者会有哪些症状?

三、组织切片

（一）慢性肺淤血

低倍镜下观:肺泡壁毛细血管高度扩张,充满红细胞,肺泡间隔因而增宽,肺泡壁有少许纤维结缔组织增生,肺泡腔可见许多心衰细胞,部分肺泡腔可见粉染浆液。

高倍镜下观:心衰细胞胞体较大,胞质内含有粗大、棕黄色的含铁血黄素颗粒或刚被吞噬没有完全被分解的红细胞。肺泡腔内还有少数散在的红细胞和少许水肿液(图2-8)。

诊断要点:肺泡壁毛细血管高度扩张充血,肺泡腔内有大量的心衰细胞。

思考:心衰细胞是怎么形成的?

（二）混合血栓

低倍镜下观:可见血栓头、体、尾三部分。血栓头主要由淡粉色的血小板和红色丝状的纤维素构成;沿着血栓头向上可见染成粉红色的血小板小梁,呈柱状平行排列,并有分支互相吻合,小梁周边可见蓝色核细胞,小梁之间为凝固的血液,即层状血栓(图2-9);在层状的血栓体两侧可见主要由血液凝固而成的红色血栓。

高倍镜下观:血小板小梁外围蓝色核细胞为变性坏死的中性粒细胞,小梁之间的纤维素网眼中网罗了大量的红细胞,构成血栓的主体部分混合血栓,形成粉红色、蓝色、红色相间的层状结构,即血栓体(图2-10)。

诊断要点:可见层状血栓体,血小板和纤维素构成的血栓头,以及血液凝固形成的血栓尾。

思考:血栓与凝血块如何鉴别?

（三）肾贫血性梗死

低倍镜下观:正常肾组织和梗死肾组织交错分布,梗死灶内可见轮廓模糊的肾小球和肾小管结构,梗死灶周边部可见大量中性粒细胞浸润(图2-11)。

高倍镜下观:坏死的肾小球和肾小管结构模糊,细胞核消失,细胞质红染,细胞轮廓尚存。

诊断要点:梗死细胞核消失,但细胞轮廓尚存。

思考:肾梗死属于哪种坏死?

(四)血栓机化与再通

切片为一静脉血栓的横断面。血管壁和管腔内的血栓成分均可辨认。血栓大部分已机化,血栓紧邻血管壁处及血栓内可见多个小腔隙(再通),部分腔隙内表面覆盖内皮细胞,腔内未见红细胞(图 2 - 12)。其余血栓成分内可见肉芽组织长入。

思考:血栓机化再通是怎么形成的?

(五)肠出血性梗死

梗死区小肠绒毛轮廓可见,但肠黏膜上皮细胞坏死脱落,组织内积聚大量红细胞,使原组织结构模糊,肠腺结构尚存(图 2 - 13)。

思考:出血性梗死的先决条件是什么?

四、病例讨论

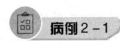
病例 2 - 1

患者,男,58 岁。1 天前左小腿后侧被棍棒猛击致该处皮肤裂伤,简单包扎未做其他处理。第二天伤口局部显著红肿,疼痛加剧。

【既往史】患者既往体健,高中毕业后即开始吸烟,体检血脂偏高。

【查体】体温 39.5℃,脉搏 84 次/分,呼吸 25 次/分。左小腿后侧腓肠肌处皮肤裂伤,表面红肿。伤后第 4 天左下肢肿胀加剧,向下至足背、足趾,向上蔓延至大腿,疼痛更甚,在皮肤裂口处流出血水。伤后第 6 天,左足趾变污秽,呈褐色。第 10 天逐渐蔓延达足背,与正常组织分界不清,伴恶臭。

【实验室检查】①血常规:白细胞 18×10^9/L,中性粒细胞 81%,血小板 350×10^9/L(正常为 $100 \times 10^9 \sim 300 \times 10^9$/L)。②血脂检查:总胆固醇 6.59mmol/L(正常为 2.5 ~ 5.2mmol/L),甘油三酯 1.6mmol/L(正常为 0.45 ~ 1.72mmol/L)。

【治疗】抗生素治疗未见明显效果,行左下肢截肢术。

【病理检查】左下肢高度肿胀,左足部呈污黑色,纵行剖开血管,动脉管壁可见粥样斑块,且动、静脉血管腔内均有暗红色与灰白色相间的固体物阻塞,长约 10cm,与管壁黏着。固体物镜检为混合血栓。

患者术后 1 个月创面愈合出院。

1. 患者左下肢发生了何种病变？写出诊断依据。

2. 分析本病例病变的发生机制是什么？

3. 用病理学知识解释该患者病变局部肿胀、剧痛、发黑的原因。

4. 如何预防这种情况的发生？

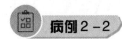

患者，男，14 岁。因左股骨下端骨肉瘤而行高位截肢术。术后一直卧床，腿骨折处稍肿胀，半个月后由家长搀扶下床活动。今日患者用右腿跳动几步后突然跌倒在地，呼吸和心跳停止，经抢救无效死亡。

1. 最可能造成患者突然死亡的原因是什么？

2. 按死因推测，本例患者突然死亡的有关病理条件有哪些？

3. 患者死后剖检时最重要的病变部位在哪里？其肉眼观如何？

4. 如何能避免这种意外的发生？

第三章 炎 症

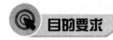 **目的要求**

1.掌握：炎症、渗出、炎性水肿、趋化作用、溃疡、窦道、瘘管、脓肿、炎性息肉和肉芽肿性炎的概念；炎症的基本病理变化；各种炎细胞的形态特征、功能及临床意义；急、慢性炎症的组织学类型及其病变特点和结局，并能举例说明；正确描述常见急、慢性炎症的肉眼病变特点和光镜下结构特点。

2.熟悉：炎性充血和渗出的过程及其意义。

3.了解：炎症的局部表现和全身反应。

4.知识拓展：炎性肉芽组织和炎性肉芽肿的区别。

一、知识要点

（一）炎症的概述

1.炎症的定义

炎症是具有血管系统的活体组织对损伤因子所发生的复杂防御反应。它是一个病理过程，其中血管反应是其中心环节，而炎症对机体的利弊是相对的。

2.炎症的原因

凡是能引起组织和细胞损伤的因素均可引起炎症，最常见的是生物性因子，由生物因子引起的炎症通常称为感染（infection）。

3.炎症的基本病理变化

炎症的基本病理变化有变质、渗出和增生。

（1）变质：指炎症局部组织发生的变性和坏死。实质细胞和间质细胞均可发生，属于损伤性过程，常见于炎症早期。

(2)渗出:指炎症局部组织血管内的液体、蛋白质和细胞成分,通过血管壁进入组织间隙、体腔、体表和黏膜表面的过程。所渗出的液体和细胞总称为渗出液,渗出的细胞称为炎细胞。渗出是炎症最具特征性的病变和诊断依据。渗出液积存于组织间隙,可导致炎性水肿;渗出液积存于体腔,可导致积液。

渗出液和漏出液的区别见表3－1,通过区别渗出液和漏出液,有助于疾病的诊断、鉴别诊断及治疗。

表3－1 渗出液和漏出液的区别

区别要点	渗出液	漏出液
原因和机制	炎症所致,血管壁通透性升高	非炎症所致,血管流体静压升高
蛋白质含量	>30g/L	<30g/L
比重	>1.018	<1.018
细胞数	>500×10⁶	<100×10⁶
Rivalta 试验	阳性	阴性
凝固性	能自凝	不能自凝
透明度	浑浊	澄清

渗出液的作用如下。

有利作用:①能稀释、中和毒素,减轻局部损伤;②为局部组织带来营养物质并运走代谢产物;③渗出物中所含的抗体、补体及溶菌物质,有利于杀灭病原体;④渗出物中的纤维素在炎症区域编织成网状,能防止病原体扩散,使病灶局限,并有利于白细胞吞噬消灭病原体;纤维蛋白网在炎症后期可成为修复的支架,并有利于成纤维细胞产生胶原纤维;⑤渗出物中的病原微生物和毒素随淋巴液被带到所属淋巴结,有利于细胞免疫和体液免疫的产生。

不利影响:①渗出液过多有压迫和阻塞作用;②渗出物中纤维素吸收不良,可引起纤维化粘连。

(3)增生:炎症局部细胞增殖,包括实质细胞和间质细胞增多,一般发生在炎症后期和慢性炎症,属抗损伤和修复过程。

4.炎症的局部表现和全身反应

炎症局部表现为红、肿、热、痛和功能障碍;全身反应表现为发热、嗜睡、厌食、肌肉蛋白降解加速、补体和凝血因子合成增多、末梢血白细胞数目发生改变。

①细菌感染时,白细胞计数可达(1.5～2)×10⁹/L,若达到(4.5～10)×10⁹/L时,称为类白血病反应。核左移:指末梢血中白细胞计数增加,且相对不成熟的杆状核中性粒

细胞比例大于5%。

②化脓性炎症表现为中性粒细胞增多;病毒感染表现为单核细胞、淋巴细胞增多;寄生虫感染和过敏反应表现为嗜酸性粒细胞增多;肉芽肿性炎表现为巨噬细胞增多。

③某些细菌(如伤寒杆菌)、病毒(流感病毒、肝炎病毒等)、立克次体和原虫感染以及严重感染,机体抵抗力低下时表现为白细胞计数减少。

(二)急性炎症

炎症依据病程分为急性炎症和慢性炎症两大类。急性炎症的病程可以从几天到一个月,一般以渗出性病变为主,渗出病变的主要环节为血流动力学改变—血管壁通透性增加—炎性渗出。

1.急性炎症血流动力学改变

急性炎症血流动力学改变的发生顺序:细动脉短暂痉挛—血管扩张和血流加速—血流缓慢。

2.血管壁通透性增加

导致血管壁通透性增加的原因有:内皮细胞收缩、内皮细胞骨架重构、内皮细胞穿胞作用增强、直接损伤内皮细胞、迟发持续性渗漏、白细胞介导的内皮细胞损伤、新生毛细血管壁的高通透性等。

3.白细胞渗出和吞噬作用

白细胞的渗出是主动过程,受炎症介质趋化作用的影响,包括白细胞边集、附壁、黏附、游出、趋化等阶段。

具有吞噬作用的细胞称为吞噬细胞,包括中性粒细胞(小吞噬细胞)、巨噬细胞(大吞噬细胞)。吞噬过程包括识别和附着、吞入、杀伤和降解三个阶段。

4. 炎症介质

炎症介质是指参与和诱导炎症反应的某些化学活性物质,在炎症过程中对于血管扩张、血管壁通透性增加、白细胞渗出及趋化作用有重要意义。

5.急性炎症的类型及其病理变化

(1)浆液性炎:以浆液渗出为主,所含蛋白质以白蛋白为主,并含少量中性粒细胞和纤维素。

好发部位:皮肤、黏膜、浆膜及疏松结缔组织。

病变表现：①皮肤表现为水疱(如烧伤、烫伤)；②黏膜表现为浆液性卡他(如感冒初期)；③浆膜表现为浆膜腔积液；④疏松软组织表现为炎性水肿(如急性喉炎、毒蛇咬伤)。

结局：多吸收、消散。

(2)纤维素性炎：以渗出物中含大量纤维蛋白(即纤维素)为特征，好发于黏膜、浆膜和肺。发生于黏膜的纤维素性炎，称伪膜(或假膜)性炎。渗出的纤维素、中性粒细胞、坏死脱落的黏膜组织以及病原菌等混合在一起形成灰白色膜状物，称假膜，如菌痢、白喉(咽白喉为固膜性炎；气管白喉为浮膜性炎)。浆膜的纤维素性炎如纤维素性心包火，形成绒毛心。肺的纤维素性炎见于大叶性肺炎。

(3)化脓性炎：表现为大量中性粒细胞渗出，伴不同程度的组织坏死和脓液形成，常见类型有表面化脓和积脓、蜂窝织炎和脓肿。①表面化脓和积脓。a.表面化脓：浆膜或黏膜组织的化脓性炎。中性粒细胞主要向表面渗出，深部组织没有明显的炎细胞浸润，如化脓性支气管炎。b.积脓：表面化脓发生在浆膜、胆囊、输卵管等黏膜时，脓液蓄积在腔内的化脓性。②脓肿和蜂窝织炎的区别见表3-2。

表3-2 脓肿和蜂窝织炎的区别

区别要点	脓肿	蜂窝织炎
概念	器官或组织内局限性化脓性炎	疏松组织发生的弥漫性化脓性炎
好发部位	皮下(疖、痈)或内脏(肺、脑、肝、肾等)	皮下组织、肌肉间和阑尾
常见致病菌	金黄色葡萄球菌	溶血性链球菌
机制	毒素和血浆凝固酶作用	透明质酸酶降解结缔组织基质的透明质酸；链激酶溶解纤维素
病变特点	组织坏死明显形成含有脓液的腔和脓肿膜，与周围组织分界明显	炎区组织明显水肿，而原有组织坏死不显著，炎区与周围组织分界不清
结局	包裹机化，排出脓液可形成空洞、溃疡、窦道、瘘管，或经久不愈	可完全愈合，全身症状明显，易经组织间隙、淋巴管扩散

(4)出血性炎：以渗出物中含有大量红细胞为特征，一般不是独立的炎症，常与其他类型的炎症混合出现，见于毒性较强的病原微生物感染，如流行性出血热、鼠疫、钩端螺旋体病等。

6.急性炎症的结局

(1)痊愈：炎症消退—溶解吸收—痊愈；纤维性修复—不完全痊愈。

(2)迁延不愈：转为慢性。

(3)蔓延播散：①局部蔓延多沿组织间隙、自然管道播散；②淋巴道播散表现为淋巴管炎、淋巴结炎；③血道播散表现为菌血症、毒血症、败血症和脓毒血症(表3-3)。

表 3-3 菌血症、毒血症、败血症和脓毒血症的区别

血道播散	菌血症	毒血症	败血症	脓毒血症
细菌培养	+	−	+	+
中毒症状	−	+	+	+
实质细胞损伤	−	+	+	+
皮肤黏膜出血	−	−	+	+
多发性脓肿	−	−	−	+

(三)慢性炎症

1. 一般慢性炎症的病变特点

(1)炎症灶内浸润的炎细胞主要为淋巴细胞、浆细胞和单核细胞。

(2)常有明显的纤维结缔组织、血管以及上皮细胞、腺体等实质细胞增生。

炎性息肉:是指由于致炎因子的长期刺激,局部黏膜上皮、腺体及肉芽组织等过度增生形成突出于黏膜表面的带蒂肿物,好发于鼻、子宫颈、结肠等部位。

炎性假瘤:为局部组织炎性增生形成境界清楚的肿瘤样团块,好发于肺和眼眶,但临床上需与肿瘤鉴别。

2. 慢性肉芽肿性炎

肉芽肿为炎症局部巨噬细胞及其衍生细胞增生形成的边界清楚的结节状病灶,具有病因学诊断意义。以肉芽肿形成为特征的炎症称为肉芽肿性炎。慢性肉芽肿性炎的类型及组成如下。

(1)感染性肉芽肿:由病原微生物感染引起,常有独特的形态特征,如结核结节、伤寒小结等。

(2)异物性肉芽肿:由手术缝线、滑石粉、木刺等异物引起,形成以异物为中心,围以巨噬细胞、多核巨细胞、成纤维细胞的结节。

二、大体标本

(一)阑尾炎

阑尾切除标本,长短、粗细个体差异较大,均在原有基础上略增粗。化脓性阑尾炎表面有少许灰白色脓性渗出物,使阑尾表面粗糙而无光泽;坏疽性阑尾炎呈黑色(图 3-1)。

思考:急性阑尾炎与慢性阑尾炎有什么区别?

（二）化脓性脑膜炎（流行性脑脊髓膜炎）

大脑表面明显充血,有脓苔被覆,使脑组织沟回模糊不清,有些区域可见脓液沿血管走行分布(图3-2)。

思考:为什么脓液沿血管走行分布?

（三）胸腔积脓

胸腔积脓手术切除标本可见切面为囊性,腔内为脓液,囊壁为厚厚的有纤维结缔组织增生已经玻璃样变性的胸膜(图3-3)。

（四）肺脓肿

肺实质内见一界限较清楚的圆形病灶,切面为囊性,腔内充满脓液(脓液已被福尔马林固定,呈灰黄色),周围有完整的脓肿壁致病灶与肺组织分界清楚,脓肿对周围肺组织有轻度压迫(图3-4)。

（五）脑脓肿

脑实质内见一界限清楚的空腔,坏死物已经脱落,未见脓液(图3-5)。

（六）纤维素性胸膜炎

此标本为小儿肺脏,可见胸膜增厚,粗糙,有一层灰白色渗出物,呈絮状或条索状,有的条索状渗出物互相连接成网状,漂浮于肺表面,部分渗出物与胸膜粘连(图3-6)。

（七）纤维素性心外膜炎

渗出的纤维素呈绒毛状附着在心包脏层表面,形成绒毛心(图3-7)。

思考:绒毛心是怎么形成的? 结局如何?

（八）气管伪膜性炎

此标本为小儿肺脏切面,可见气管表面有一层灰白色膜状物附着,即伪膜(图3-8)。

思考:气管白喉的后果如何?

（九）鼻息肉

此标本为球形带蒂肿物,表面光滑,水肿,切面可见小的囊腔(即扩张的腺体)(图3-9)。

思考:何为息肉？息肉还可见于哪些部位？

(十)慢性胆囊炎

胆囊壁明显增厚,胆囊底黏膜稍增厚,胆囊颈部黏膜基本正常(图 3-10)。

三、组织切片

(一)肺脓肿

低倍镜下观:肺组织结构隐约可见,肺组织中可见界限清楚、致密的病灶,即脓肿。

高倍镜下观:脓肿中心肺组织结构彻底破坏,可见大量变性、坏死的中性粒细胞,即脓细胞,部分脓液已排出呈充气的空腔,周围是肉芽组织构成的脓肿膜(图 3-11)。脓肿边缘肺组织受压,肺泡腔呈裂隙状。

诊断要点:脓肿膜为肉芽组织,脓肿腔中充满脓液。

(二)肾脓肿

肾组织内可见多个界限清楚的脓肿灶,病灶内原有组织结构被破坏,充满大量变性坏死的中性粒细胞及破碎的细胞核,脓肿膜不明显,周围肾组织结构基本正常(图 3-12)。

(三)急性蜂窝织炎性阑尾炎

低倍镜下观:可见阑尾组织四层结构。阑尾腔中有少量渗出物(图 3-13),黏膜层部分破坏,各层均有炎细胞浸润,浆膜层血管扩张充血明显(图 3-14)。

高倍镜下观:阑尾腔中渗出物主要为中性粒细胞、纤维素及脱落的坏死组织碎片;黏膜层、黏膜下层、肌层(图 3-15)及浆膜层均可见大量中性粒细胞浸润。

诊断要点:阑尾各层及阑尾系膜均可见大量中性粒细胞浸润。

思考:蜂窝织炎与脓肿有哪些区别？

(四)鼻息肉

低倍镜下观:息肉表面被覆假复层纤毛柱状上皮,内为增生的炎性肉芽组织和腺体,部分腺体腔内分泌物潴留呈高度扩张状态,腺上皮扁平状(图 3-16)。

高倍镜下观:可见增生的腺体和肉芽组织。肉芽组织由大量新生的毛细血管、成纤维细胞和各种炎细胞构成。

思考:在鼻息肉切片中你能找到图 3 – 17 中哪些炎细胞?

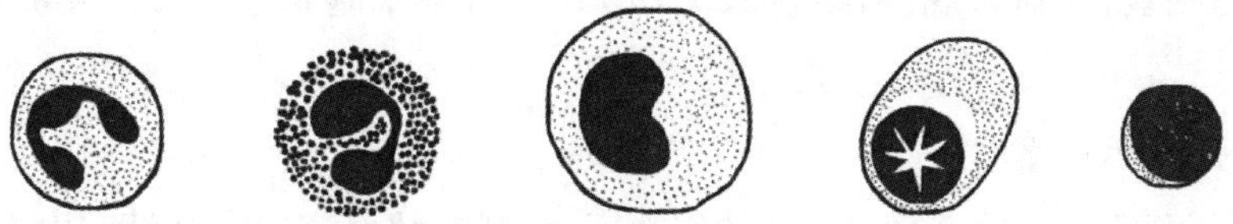

中性粒细胞　　嗜酸性粒细胞　　巨噬细胞　　浆细胞　　淋巴细胞

图 3 – 17 炎细胞

(五)慢性胆囊炎

低倍镜下观:胆囊黏膜上皮部分脱落,壁增厚,炎细胞浸润。

高倍镜下观:胆囊黏膜多发生萎缩,上皮部分脱落,可见 R – A 窦(Rokitansky – Aschoff 窦,慢性胆囊炎时,胆囊壁反复损伤,在修复过程中,黏膜腺体向囊壁内凹陷性生长,可深达肌层而形成),肌壁增厚,淋巴细胞浸润(图 3 – 18)。

诊断要点:黏膜萎缩,壁增厚,可见 R – A 窦。

思考:R – A 窦与恶性肿瘤浸润性生长如何鉴别?

(六)肺结核肉芽肿

低倍镜下观:可见多个界限清楚的结节状病灶。

高倍镜下观:结节中心有 1 或 2 个多核巨细胞(朗汉斯巨细胞)和呈放射状排列的上皮样细胞构成,周围为淋巴细胞和成纤维细胞(图 3 – 19)。

诊断要点:结核肉芽肿界限清楚,主要由具有诊断意义的朗汉斯细胞和上皮样细胞构成。

思考:肉芽肿与肉芽组织有何区别?

四、病例讨论

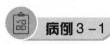

患者,男,12 岁。2 周前患者左侧面部长一疮疖,肿胀疼痛,数天后,被其母用针扎穿并挤出脓性血液,2 天后出现寒战、高热、呕吐,经治疗未见好转且病情加重,昏迷抽搐而入院。

【查体】营养不良,发育较差,神志不清,体温 39℃,脉搏 140 次/分,呼吸 35 次/分,血压 110/75mmHg。面部有一个 2cm×3cm 的红肿区,略有波动感。

【实验室检查】①血常规:白细胞 22×10⁹/L,中性粒细胞 87%。②血培养:金黄色葡萄球菌阳性。

入院经抢救无效死亡。

【尸检】①面部有一个 2cm×3cm 的红肿区,切开有脓血流出。②颅腔内在大脑左额区有多个灰黄色化脓性病灶,脑组织坏死,其中最大的有 4cm×4cm×5cm 的脓腔形成。切片观察:脑组织坏死,大量中性粒细胞浸润。

1. 根据资料对本病例做何诊断?

2. 本病例脑部病变是怎样引起的?

3. 从本病例中应吸取什么教训?

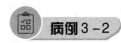

患者,女,43 岁。24 小时前突然腹痛,开始腹痛集中在脐周,伴恶心、呕吐,后疼痛逐渐加剧,并集中在右下腹,伴畏寒、发热,急诊入院。

【查体】发育正常,营养中等,急性病容,神志清楚。体温 39℃,脉搏 95 次/分,呼吸 26 次/分,血压 130/85mmHg。查体发现右下腹壁有压痛,以麦氏点为重且固定,伴反跳痛、肌紧张,未触及包块,肝、脾肋下未触及。

【实验室检查】血常规:白细胞 22×10⁹/L,中性粒细胞 90%。

【临床诊断】急性阑尾炎,急诊行阑尾切除术。

术中见阑尾肿胀,浆膜面充血,可见黄白色渗出物;阑尾腔内充满脓液。标本送病理科进行组织学检查。

1. 你是否同意此临床诊断?为什么?

2. 该病变的阑尾镜下可能有哪些病理改变?

3. 实验室血常规检查对本病的诊断有何意义?

第四章 肿 瘤

目的要求

1.掌握:肿瘤的一般形态结构特点、肿瘤的异型性、肿瘤的生长和扩散方式;良、恶性肿瘤的主要形态学区别;癌和肉瘤的主要形态学区别;常见肿瘤的病理学类型;正确辨认肿瘤的实质和间质及肿瘤的异质性;正确描述上皮及间叶组织良、恶性肿瘤的形态特点、转移瘤的形态特点。

2.熟悉:肿瘤的分级和分期、癌前病变、异型增生和原位癌的形态特征。

3.了解:肿瘤发生、发展的分子机制。

4.知识拓展:世界卫生组织(WHO)肿瘤分类;肿瘤的分子病理诊断应用。

一、知识要点

(一)肿瘤的概念

肿瘤是指机体在致瘤因素的作用下,局部组织细胞生长调控严重紊乱而异常增生所形成的新生物,常表现为局部肿块。

注意:肿瘤性增生与非肿瘤性增生的区别见表4-1。

表4-1 肿瘤性增生与非肿瘤性增生的区别

区别要点	肿瘤性增生	非肿瘤性增生
原因	环境或内在致瘤因素	炎症、组织损伤
增生性质	单克隆性,过度增生	多克隆性
分化程度	不同程度失去分化成熟的能力	分化成熟
增生形式	自主性、失控性,消除病因仍继续生长	受控制,消除病因可停止增生
与机体的关系	与机体不协调性;肿瘤细胞具破坏性或转移性	与机体相互协调

（二）肿瘤的形态

1. 肿瘤的大体形态

肿瘤的形态包括肿瘤的形状、大小、数目、颜色、质地，它们与发生部位、组织来源、生长方式及肿瘤的性质有关。

2. 肿瘤的组织形态

肿瘤一般由实质和间质两部分构成。

（1）实质：即肿瘤细胞，它决定了肿瘤的组织来源、分类、命名、组织学诊断、分化程度、生物学行为及其良、恶性。

（2）间质：指肿瘤细胞之间的血管、淋巴管、纤维组织等成分，起着支持和营养肿瘤实质的作用。

（三）肿瘤的分化与异型性

1. 分化

肿瘤组织在形态和功能上可以表现出与某种正常组织的相似之处，这种相似性称为肿瘤的分化。相似的程度称为肿瘤的分化程度。

2. 异型性

肿瘤组织在细胞形态和组织结构上，都与其起源的正常组织有不同程度的差异，这种差异称为异型性。肿瘤的异型性有两个方面，即细胞异型性和组织结构异型性。

良性肿瘤主要表现为组织结构异型性，恶性肿瘤既有组织结构异型性又有细胞异型性。

（四）肿瘤的生长和扩散

1. 肿瘤的生长

（1）肿瘤的生长方式：①膨胀性生长多为良性肿瘤。②浸润性生长多为恶性肿瘤。③外生性生长在体表、体腔或管道器官的良、恶性肿瘤均可见。

（2）肿瘤生长特点：肿瘤的生长速度差别很大，而影响肿瘤生长速度的因素很多，包括肿瘤细胞的倍增时间、生长分数、肿瘤细胞的生成与丢失比例等。

（3）肿瘤的血管生成。

（4）肿瘤的演进和异质性：①肿瘤的演进是恶性肿瘤在生长过程中侵袭性增加的现象。②肿瘤的异质性是指一个克隆来源的肿瘤细胞在生长过程中形成在侵袭能力、生长速度、对激素的反应和对抗癌药物敏感性等方面有不同程度差异的亚克隆的过程。

2. 肿瘤的扩散

（1）局部浸润和直接蔓延。

（2）肿瘤转移：指瘤细胞从原发部位脱落，侵入淋巴管、血管、体腔，迁徙到他处继续生长，形成了与原发瘤同样类型的肿瘤。转移是恶性肿瘤确凿的证据。

肿瘤转移的途径：①淋巴道转移，是癌的主要转移途径。②血道转移，是肉瘤的主要转移途径，也常见于癌的晚期。③种植性转移：发生于体腔内器官的恶性肿瘤，侵及器官表面时，瘤细胞脱落种植于体腔其他器官表面，可形成多个转移性肿瘤。

（五）肿瘤的分级与分期

1. 分级（从病理的角度）

分级是根据恶性肿瘤的分化程度、异型性及核分裂数来确定恶性程度的级别，一般采用Ⅲ级分级法。

Ⅰ级：高分化，属低度恶性。

Ⅱ级：中分化，属中度恶性。

Ⅲ级：低分化，属高度恶性。

2. 分期（从临床角度）

国际上广泛采用 TNM 分期系统（表 4 - 2）。

表 4 - 2　TNM 分期系统

分期	意义	举例
T	指肿瘤原发灶的情况	随着肿瘤体积的增加和邻近组织受累范围的增加，依次用 $T_1 \sim T_4$ 来表示
N	指区域淋巴结受累情况	淋巴结未受累时，用 N_0 表示；随着淋巴结受累程度和范围的增加，依次用 $N_1 \sim N_3$ 表示
M	指远处转移（通常指血道转移）	没有远处转移者用 M_0 表示，有远处转移者用 M_1 表示

（六）肿瘤对机体的影响

良性肿瘤对机体影响小，表现为局部压迫和阻塞。恶性肿瘤对机体影响大，除了局部压迫和阻塞外，可并发溃疡、出血、穿孔，侵及神经、合并感染等，晚期出现恶病质。某些肿瘤还可产生异位内分泌综合征、副肿瘤综合征等。

（七）良、恶性肿瘤的区别

良性肿瘤与恶性肿瘤的区别见表 4－3。

表 4－3　良性肿瘤与恶性肿瘤的区别

区别要点	良性肿瘤	恶性肿瘤
分化程度	分化好,异型性小	分化不好,异型性大
核分裂象	无或少,不见病理性核分裂象	多,可见病理性核分裂象
生长速度	缓慢	较快
生长方式	膨胀性或外生性生长	浸润性或外生性生长
继发改变	少见	常见,如出血、坏死、溃疡形成等
转移	不转移	可转移
复发	不复发或很少复发	易复发
对机体的影响	较小,主要为局部压迫或阻塞	较大,破坏原发部位和转移部位的组织结构,有坏死、出血、感染、恶病质

（八）肿瘤的命名与分类

1. 一般命名原则

（1）良性肿瘤:肿瘤发生部位＋组织来源＋瘤。

（2）恶性肿瘤:上皮组织来源的恶性肿瘤,肿瘤的发生部位＋组织来源＋癌;间叶组织来源的恶性肿瘤,肿瘤的发生部位＋组织来源＋肉瘤。

2. 特殊命名

肿瘤形态类似幼稚组织时,称为"母细胞瘤",如神经母细胞瘤、肾母细胞瘤;有些恶性肿瘤直接称为"病""瘤"或"恶性×××瘤",如白血病、淋巴瘤、恶性黑色素瘤;多发状态时称"瘤病",如脂肪瘤病、血管瘤病;还有时以发现者的名字命名,如霍奇金淋巴瘤;来源于两个以上胚层含多种实质的肿瘤称"畸胎瘤"。

（九）癌前病变、非典型增生及原位癌

1. 癌前病变

癌前病变指统计学上癌变潜能较大的良性病变,如能及时治疗可恢复正常;若长期不治愈,则可能发展为癌。

2.非典型增生

非典型增生指细胞增生并出现异型性,但还不足以诊断为恶性的状况,主要发生于上皮。根据异型细胞累及的范围分为以下三种级别。

轻度:(Ⅰ级)异型上皮细胞累及上皮层下 1/3。

中度:(Ⅱ级)异型上皮细胞累及上皮层下 2/3。

重度:(Ⅲ级)异型上皮细胞累及上皮层 2/3 以上,但未达到全层。

3.原位癌

原位癌是指异型上皮细胞累及上皮全层,但没有突破基底膜向下浸润。

4.上皮内瘤变

上皮内瘤变指从非典型增生到原位癌这一连续的过程。将轻度、中度非典型增生分别称为上皮内瘤变Ⅰ级和Ⅱ级,重度非典型增生和原位癌称为上皮内瘤变Ⅲ级。

(十)常见肿瘤举例

1.上皮组织肿瘤

(1)上皮组织良性肿瘤的病变特点见表 4-4。

表 4-4　常见上皮组织良性肿瘤病变特点

分类	组织来源	好发部位	肉眼形态	镜下特征
乳头状瘤	被覆上皮	鳞状上皮、尿路上皮①	乳头状、菜花状或绒毛状	表面为被覆上皮;乳头轴心由血管和结缔组织等间质构成
腺瘤	腺上皮	肠道、乳腺、甲状腺、卵巢等	息肉状、结节状或囊状	分为管状腺瘤、纤维腺瘤、囊腺瘤、多形性腺瘤

(2)上皮组织恶性肿瘤(癌)的病变特点见表 4-5。

表 4-5　常见上皮组织恶性肿瘤病变特点

分类	组织来源	好发部位	肉眼形态	镜下特征
鳞癌	鳞状上皮	皮肤、食管、子宫颈等	菜花状或溃疡状	分化好的癌巢中央可见角化珠,细胞间可见细胞间桥
	鳞状上皮化生	支气管、膀胱等		

---

① 注意:外耳道、阴茎、膀胱的乳头状瘤易复发或恶变。

续表4-5

分类	组织来源	好发部位	肉眼形态	镜下特征
腺癌	腺器官的腺上皮	甲状腺、乳腺、卵巢等	结节状、分叶状、囊性	分为管状腺癌、乳头状腺癌、黏液腺癌、印戒细胞癌、实体癌(单纯癌、软癌、硬癌)
	黏膜上皮	胃肠道、生殖道等	息肉状、溃疡状、胶冻状	
基底细胞癌	鳞状上皮基底细胞	老年人面部	溃疡状	癌巢由深染的基底细胞样癌细胞构成
尿路上皮癌	移行上皮	膀胱、输尿管或肾盂	乳头状、息肉状或扁平斑块状	移行细胞样癌细胞排列成乳头状

2. 间叶组织肿瘤

(1)间叶组织良性肿瘤的病变特点见表4-6。

表4-6 常见间叶组织良性肿瘤病变特点

分类	好发部位	肉眼形态	镜下特征
脂肪瘤	躯干及四肢近端皮下组织	单发或多发,分叶状,有包膜,质软,呈淡黄色,切面似脂肪组织	与脂肪组织相似,不规则分叶状,有纤维间隔
血管瘤	多部位(皮肤、肌肉、内脏等)	无包膜,界限不清	分为毛细血管瘤、海绵状血管瘤、静脉血管瘤
软骨瘤	骨膜软骨瘤 内生软骨瘤	不规则分叶状,切面呈淡蓝色或银白色,可有钙化或囊性变	由分化成熟的软骨细胞和软骨基质构成
平滑肌瘤	子宫或胃肠道	球形结节,界清,包膜可有或无,切面呈灰白色编织状	瘤细胞似平滑肌细胞,排列呈束状或编织状

(2)间叶组织恶性肿瘤(肉瘤)的病变特点见表4-7。

表4-7 常见间叶组织恶性肿瘤病变特点

分类	好发部位	肉眼形态	镜下特征
纤维肉瘤	不多见,见于四肢皮下组织	浸润性生长,切面呈灰白色、鱼肉状,常有出血坏死	异形的梭形细胞呈编织状排列
脂肪肉瘤	软组织深部、腹膜后等	结节状、分叶状,亦可呈黏液样或鱼肉状	瘤细胞形态多样,以出现脂肪母细胞为特点,胞质见大小不等的空泡
横纹肌肉瘤	儿童多见	—	由不同分化阶段的横纹肌母细胞组成

续表 4 - 7

分类	好发部位	肉眼形态	镜下特征
平滑肌肉瘤	多见于子宫及胃肠道	结节状,常有假包膜	核分裂象的多少对判断其恶性程度有重要意义
血管肉瘤	头面部皮肤多见	隆起于皮肤表面,呈丘疹或结节状,呈暗红色或灰白色	瘤细胞异型性明显,核分裂象多见
骨肉瘤	青少年四肢长骨,尤其股骨下端和胫骨上端	长骨干骺端梭形膨大,切面呈灰白色鱼肉状	明显异型性的梭形或多边形细胞组成
软骨肉瘤	多见于盆骨,也可发生在股骨	肿瘤位于骨髓腔内,呈灰白色半透明分叶状,其中可见骨化灶	软骨基质中散布有异型性的软骨细胞

3.癌与肉瘤的区别

癌与肉瘤的区别见表 4 - 8。

表 4 - 8 癌与肉瘤的区别

区别要点	癌	肉瘤
组织来源	上皮组织	间叶组织
发病率	较常见,约为肉瘤的 9 倍,多见于 40 岁以上成人	较少见,大多见于青少年,有的类型主要见于中老年人
肉眼特点	质较硬,切面呈灰白色	质软,切面呈灰红色、鱼肉状
组织学特点	多形成癌巢,实质与间质分界清楚,纤维组织常有增生	肉瘤细胞多弥漫分布,实质与间质分界不清,间质内血管丰富,纤维组织少
网状纤维	癌细胞间多无网状纤维,癌巢被网状纤维包裹	肉瘤细胞间多有网状纤维
转移	多经淋巴道转移	多经血道转移

(十一)肿瘤发生的分子基础

1.细胞生长与增殖调控

2.肿瘤发生的分子基础

(1)癌基因:癌基因的激活方式有点突变、基因扩增和染色体异位。

(2)肿瘤抑制基因。

(3)凋亡调节基因。

(4)DNA 修复基因。

(5)肿瘤发生的多步骤过程。

(十二)环境致瘤因素

1. 化学因素

化学因素可分为间接化学致癌物和直接化学致癌物。间接化学致癌物有多环芳烃类化合物(如3,4-苯并芘)、芳香胺、亚硝胺、霉菌毒素(如黄曲霉毒素)。直接化学致癌物主要是烷化剂和酰化剂。

2. 物理因素

常见致癌的物理因素有电离辐射、紫外线等。

3. 生物因素

常见致癌的生物因素有病毒和细菌。

(1)病毒:①DNA 病毒,如 HPV、EBV、HBV;②RNA 病毒。

(2)细菌:如幽门螺杆菌。

二、大体标本

(一)上皮组织常见良、恶性肿瘤

1. 皮肤乳头状瘤

肿瘤向皮肤表面生长,形成许多大小不等的乳头状或手指状突起,其根部变窄成蒂,与正常组织相连(图4-1)。

2. 乳腺纤维腺瘤

肿瘤呈结节状,包膜完整,切面可见微小囊腔(增生的腺体),囊腔间为灰白色条索状组织(增生的纤维组织)(图4-2,图4-3)。

3. 卵巢黏液性囊腺瘤

肿瘤呈卵圆形、灰白色,表面光滑,切面呈多房囊性,囊壁薄而光滑,囊腔内黏液切开后已流出(图4-4)。

4. 卵巢浆液性囊腺瘤

肿瘤如小儿头大小,呈灰白色,表面光滑。切面呈单房囊性,囊腔内充满清亮的液体(已流出),囊壁不光滑,可见许多灰白色乳头状结构生长,易恶变。

5. 结肠多发性息肉状腺瘤

一段结肠内表面可见多个肿物,呈乳头状或菜花形,基底细长呈蒂状,表面无出血坏死,瘤组织无明显浸润现象。

注意:结肠息肉病常为先天性、家族性,此息肉非炎症性,本质上为息肉状腺瘤,是重要的癌前疾病。

6. 阴茎癌

阴茎龟头因肿瘤生长而变形,肿瘤呈菜花样,表面有少许出血坏死(图4-5)。切面可见癌组织为灰白色,呈浸润性生长(图4-6)。

7. 乳腺癌

为乳腺切除标本,乳腺组织内呈灰白色、不规则、边界不清的为癌组织。乳腺表面皮肤呈橘皮状,乳头回缩、下陷并偏向一侧(图4-7)。切面可见癌组织在乳房内浸润性生长,与周围组织分界不清(图4-8)。

8. 结肠癌

癌组织向肠腔内生长,呈息肉状、灰白色,质地硬,表面干燥。切面可见灰白色的癌组织向肠壁深层浸润。

9. 皮肤癌

癌组织呈灰白色,向皮肤表面外生性生长,形成菜花状肿物,切面可见癌组织向皮肤深层浸润。

10. 食管癌

食管腔内见一肿物,呈菜花样,食管腔明显变小,切面可见灰白色癌组织向管壁浸润,界限不清(图4-9)。

11. 膀胱癌

癌组织呈多发乳头状生长,质脆,向膀胱腔内生长,与膀胱壁界限不清(图4-10)。

12. 胃癌(溃疡型)

胃黏膜表面形成巨大溃疡,溃疡底部凹凸不平,边缘隆起,切面可见灰白色癌组织浸润于胃壁(图4-11)。

(二)间叶组织常见良、恶性肿瘤

1.纤维瘤

肿瘤呈结节状,有包膜,与周围组织分界清楚,质韧,切面可见编织状纹理。

2.脂肪瘤

外观为扁圆形分叶状肿物,有灰白色菲薄的结缔组织包膜,质地柔软,色淡黄(图4-12)。

思考:人体脂肪瘤为什么呈黄色?脂肪瘤能否随患者消瘦而缩小,为什么?

3.子宫平滑肌瘤(子宫切除标本)

子宫外形不规则,肌壁内有许多大小不等的肌瘤,呈圆形成椭圆形,与周围组织分界明显,色灰白或灰红,切面可见编织状纹理,附近正常的肌纤维因受压而推向一侧(图4-13)。

思考:平滑肌瘤属于何种生长方式?

4.纤维肉瘤

肿瘤呈结节状,质软,切面呈灰红色、湿润、鱼肉状。

5.右髂骨成骨肉瘤

髂骨一侧见一球形肿物,质地坚硬,切面肿瘤组织破坏骨质延及骨髓腔,并向软组织内生长,肿瘤呈灰红色或灰白色,部分区域见花斑状出血坏死(图4-14)。

(三)其他肿瘤

1.卵巢囊性畸胎瘤

卵巢明显增大,呈球形,切面见肿瘤呈囊状,表面光滑,内容物已流出而呈空腔,囊壁薄,部分囊壁向腔内增生,形成结节状隆起,结节内可见皮脂及毛发等(图4-15)。

2.实性畸胎瘤

肿瘤切面为实性,可见褐色的甲状腺、黄色的脂质及黑(红)色的肾上腺,多为恶性。

(四)转移瘤

1.乳腺癌淋巴结转移

淋巴结体积增大,质地坚硬,切面可见正常的淋巴组织被灰白色的癌组织所取代。

2. 绒癌肝转移

在肝脏的切面上可见多个转移瘤结节,呈暗红色(固定后发黑),圆形或椭圆形,边界清楚。

3. 肝癌腹膜转移

腹膜增厚,表面可见多个癌结节,散在分布。

4. 黑色素细胞瘤大网膜转移

大网膜表面可见多个散在分布的转移瘤结节,呈黑色,边界清楚。

5. 黑色素瘤血行转移胰腺

胰腺内可见黑色的转移瘤结节,数量多个,散在分布,边界清楚。

6. 肝脏转移癌

肝组织内见多个圆形、灰白色肿物结节,界限尚清,分布于肝脏表面及实质内,常为胃肠道肿瘤血道转移至肝脏所致。

三、组织切片

(一)皮肤乳头状瘤

低倍镜下观:肿瘤呈乳头状增生,实质上皮下为结缔组织间质,其中富含毛细血管,并有数量不等的炎细胞浸润(图4-16),另见乳头的横断面(图4-17)。

高倍镜下观:肿瘤细胞分化成熟,与起源的鳞状上皮细胞很相似。细胞层数增多,可见角化,基底膜完整。

诊断要点:增生的鳞状上皮与轴心的纤维结缔组织形成手指套样结构。

注意:区别肿瘤的实质和间质。

(二)鳞状细胞癌

低倍镜下观:切片一侧可见少许正常鳞状上皮,其余大部分为数目较多的癌细胞团,呈巢状或索状排列,已突破基底膜,位于结缔组织间质中,即癌巢。

高倍镜下观:癌巢内癌细胞密集,具有鳞状上皮的某些特征。癌巢外围的细胞为近似鳞状上皮基底细胞的形态,巢中癌细胞排列紊乱,细胞呈多角形,有的癌细胞之间可见细胞间桥。癌巢中心有粉红色同心圆状排列的角化物,即为角化珠或癌珠(图4-18);间质中可见淋巴细胞和浆细胞浸润。另在较大癌巢中可见核固缩、核碎裂的出血坏死区。

诊断要点：癌巢具有鳞状上皮分化的极向，癌巢中可见多量角化珠。

思考：鳞癌的分级标准是什么？

（三）乳腺纤维腺瘤

低倍镜下观：肿瘤包膜完整，由与包膜相连的小梁状纤维组织分隔为分叶状；实质由腺上皮和纤维成分两部分构成，二者相当于乳房小叶的腺管及其周围的特征性结缔组织（图4-19）。

高倍镜下观：腺管大多被增生的纤维成分挤压变形，呈分支状裂隙（管内型），或被环绕呈圆形腺管状（管周型）。肿瘤细胞与起源细胞相似。

思考：哪些肿瘤有两种或多种实质？

（四）肠腺瘤

此标本取自肠壁。

低倍镜下观：黏膜呈乳头状突起，腺体数目明显增多，大小不等，排列不规则，腺上皮细胞排列紧密，呈单层，细胞极向尚好，胞核位于基底部（图4-20）。部分腺腔分泌物潴留，呈扩张状，腺体之间为纤维结缔组织和血管。

高倍镜下观：增生的腺体由单层柱状上皮构成，与正常结肠黏膜上皮的柱状细胞及杯状细胞等相似，无明显异型性，偶见核分裂象，未见向深层浸润。

注意：镜下正确区分腺体及乳头。

思考：良性腺瘤异型性表现有哪些？

（五）肠腺癌

此标本取自肠壁。

低倍镜下观：切片一侧为残存的正常结肠黏膜上皮，余均为异常增生腺体，腺腔不规则，大小不等，且有不完整的腺腔及腺腔的背靠背及共壁现象，在黏膜下层、肌层乃至浆膜层均可见癌巢浸润（图4-21，图4-22）。

高倍镜下观：癌细胞呈单层或多层排列，极向紊乱，细胞异型性明显，细胞核大，深染，核膜厚，染色质不均，核仁明显，核分裂象多见，并可见病理性核分裂象，个别部分可见细胞坏死。

诊断要点：除腺腔不规则等结构异型性外，细胞异型性明显，且向深层浸润性生长。

（六）纤维瘤

低倍镜下观:成束的胶原纤维及增生的瘤细胞呈编织状排列。

高倍镜下观:肿瘤细胞呈梭形,酷似较成熟的纤维细胞,可产生胶原纤维。肿瘤细胞排列紊乱,呈编织状(图4-23)。

诊断要点:分化成熟的纤维细胞样瘤细胞与胶原纤维呈编织状排列。

（七）纤维肉瘤

低倍镜下观:切片一侧有少许正常纤维结缔组织,其余大部分为肿瘤组织。肿瘤组织主要由梭形细胞构成,实质与间质界限不清。瘤细胞丰富,呈纵横交错的编织状。瘤细胞之间有束状胶原纤维形成,毛细血管极其丰富,小的仅由一个内皮细胞围成,内有或无红细胞。

高倍镜下观:瘤细胞异型性明显,多呈梭形,核呈圆形、椭圆形或不整齐,核大小极不一致,核膜厚,核仁明显,核染色质不均,易见病理性核分裂象,毛细血管清楚易见(图4-24)。

诊断要点:肉瘤细胞异型性明显,弥散分布,血管极为丰富。

思考:肉瘤与癌有哪些区别?

（八）脂肪瘤

低倍镜下观:肿瘤组织似正常脂肪组织,呈分叶状,可见包膜和纤维间隔。

高倍镜下观:肿瘤细胞分化好,与正常的脂肪细胞十分相似,可见间质中的血管。

诊断要点:肿瘤细胞似正常脂肪细胞,有包膜和纤维间隔。

（九）腺癌淋巴结转移

低倍镜下观:在淋巴结中可见癌组织,呈不规则腺管状排列,可见共壁、背靠背现象。

高倍镜下观:癌细胞呈单层或多层排列,异型性大,可见病理性核分裂象。

诊断要点:淋巴结中可见腺管状排列、异型性明显的癌组织。

四、病例讨论

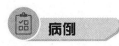 **病例**

患者,男,59 岁,因持续高热 3 天入院。入院前 4 个月以来,患者有咳嗽、痰内带血,

而后出现胸闷、气短,食欲不振,明显消瘦,并时有低热。于入院前 3 天突发寒战高热,体温持续在 38～40℃。

【既往史】既往身体健康,吸烟 37 年。

【查体】体温 39℃,脉搏 92 次/分,呼吸 26 次/分。神志清楚,急性病容。皮肤可见出血点。脾脏肿大。左锁骨上可触及直径 1～2cm 的淋巴结 4 枚,质地较硬,无压痛。

【实验室检查】血常规:血红蛋白 68g/L,白细胞 26×10^9/L,中性粒细胞 98%。

【影像学检查】胸片显示左肺下叶主支气管阻塞,近肺门处可见 5cm×6cm 大小的致密阴影。

入院后进行积极抗感染治疗,但病情没有缓解。24 小时前心率增快,脉搏细弱,血压下降,而后陷入昏迷,经抢救无效死亡。

【尸检】①老年男尸,明显消瘦,皮色苍白,前胸及四肢皮肤可见多数出血点。左锁骨上淋巴结肿大,质地较硬。双下肢凹陷性浮肿。②肺:肉眼可见左肺门处有一不规则肿块,大小为 6cm×5cm×5cm,质地坚硬,切面呈灰白色。镜下可见肿块由异常增生的细胞构成,细胞呈巢状排列,体积较大,巢周围细胞呈短梭形,中间呈不规则形,病理性核分裂象多见,可见单个细胞角化,巢间为纤维组织。③肝脏:肉眼可见包膜紧张,切面外翻,右叶被膜下见 3 个直径为 2.5cm 的灰白色结节,中心可见坏死出血。镜下可见灰白色圆形结节的组织结构与肺门肿块相同。④肾脏:肉眼可见被膜下有多数小脓点。镜下可见肾小管上皮细胞肿胀,内含大量红染颗粒,皮质和髓质内可见多数小脓肿。

 讨论

1. 分析该患者患有哪些疾病,并找出诊断依据。
2. 根据病史分析各种疾病间的相互关系。

第五章　心脏和血管疾病

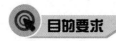 目的要求

1. 掌握:动脉粥样硬化、冠心病、原发性高血压、风湿性心脏病、感染性心内膜炎及心瓣膜病的基本病理变化、转归和合并症;正确描述动脉粥样硬化(主动脉、脑基底动脉、冠状动脉),高血压内脏病变(心、脑、肾),风湿性心脏病,急性、亚急性细菌性心内膜炎,心瓣膜病的肉眼及镜下病变特点。

2. 熟悉:急性、亚急性细菌性心内膜炎的形态学特点。

3. 了解:心瓣膜病的血流动力学和心脏变化。

4. 知识拓展:主动脉夹层、Monckeberg 动脉硬化的病变特点。

一、知识要点

(一)动脉粥样硬化

动脉粥样硬化主要累及大、中动脉。根据病变发生、发展过程,动脉粥样硬化病变过程可分为四期(表 5 - 1)。

表 5 - 1　动脉粥样硬化病变过程分期及病变特点

病变过程	肉眼观	镜下观
脂纹期	淡黄色斑点状或条纹状病灶,不隆起或微隆起于内膜表面	病灶处的内皮下有大量泡沫细胞聚集
纤维斑块期	内膜面散在分布不规则表面隆起的瓷白色斑块,似滴蜡状	表面:可见纤维帽; 深层:可见泡沫细胞、平滑肌细胞、细胞外基质、炎细胞

病变过程	肉眼观	镜下观
粥样斑块期	灰黄色斑块既向内膜表面隆起,又向深部压迫中膜; 切面见斑块的管腔表面为白色质地坚硬组织,深部为黄色或黄白色质软的粥样物质	表面:可见纤维帽; 深层:可见坏死崩解产物、胆固醇结晶和钙盐沉积; 斑块底部和边缘可出现肉芽组织、少量淋巴细胞和泡沫细胞,动脉中膜萎缩变薄
继发性改变	斑块内出血、斑块破裂、血栓形成、钙化、动脉瘤形成	—

(二)冠状动脉粥样硬化和冠状动脉粥样硬化性心脏病

1.冠状动脉粥样硬化

冠状动脉粥样硬化最常发生于左前降支,其次依次为右主干、左主干或左旋支、后降支。

2.冠状动脉粥样硬化性心脏病

(1)心绞痛:心肌急剧、暂时性缺血、缺氧引起的一种常见的临床综合征。

(2)心肌梗死:心内膜下心肌梗死,透壁性心肌梗死。

心肌梗死为贫血性梗死,常见的并发症有心脏破裂、室壁瘤、附壁血栓形成、急性心包炎、心律失常、心功能不全、心源性休克。

肉眼观:梗死灶呈灰白色或灰黄色、不规则形、地图状,周围可见暗红色的充血出血带。

镜下观:早期表现为凝固性坏死,核碎裂,核消失,胞质红染或呈不规则粗颗粒状,梗死的心肌细胞仍保留原有的心肌轮廓。

(3)心肌纤维化:因中、重度冠状动脉狭窄,心肌组织长期缺血、缺氧所产生的结果。

(4)冠状动脉性猝死:多发生在中、重度冠状动脉粥样硬化的基础上,出现斑块内出血或血栓形成等,导致心肌急性缺血,血流中断,患者可在数小时内死亡。

(三)高血压病

高血压病分为良性高血压病和恶性高血压病两种类型。

1.良性高血压病

良性高血压病多见于中老年人,病程长,病情进展缓慢。按病变的发生、发展,其可分为三个时期(表5-2)。

表5-2　良性高血压病病变过程分期及病变特点

病变过程		肉眼观	镜下观
功能紊乱期		—	全身细小动脉间歇性痉挛,无器质性病变
动脉病变期		—	细动脉玻璃样变性和小动脉硬化,管壁增厚,管腔狭窄
内脏病变期	心脏	代偿期:向心性肥大;失代偿期:离心性肥大	心肌细胞肥大
	肾脏	原发性颗粒性固缩肾:双侧肾脏对称性缩小,重量减轻,质地变硬,表面呈均匀弥漫的细颗粒状;切面肾皮质变薄,皮、髓质分界不清	病变部位肾小球纤维化、玻璃样变性;相应的肾小管萎缩消失;健存的肾单位发生代偿性肥大
	脑	脑水肿	高血压脑病
		脑软化	液化性坏死,形成筛状软化灶
		脑出血	形成含血和坏死脑组织的囊腔
	视网膜	眼底检查出现动静脉交叉压迫现象	视网膜中央动脉硬化

2.恶性高血压病

恶性高血压病多见于青少年,表现为血压显著升高,病情进展快。其特征性病变为增生性小动脉炎和纤维素样坏死性细动脉炎。

(四)风湿病

1.基本病变

风湿病是一种与A组乙型溶血性链球菌感染有关的变态反应性疾病,主要累及全身结缔组织(如心脏、关节、皮肤、脑)和血管,其中以心脏的病变最为严重。风湿病特征性的病理改变表现为风湿小体的形成,典型的病变过程可分为三期(表5-3)。

表5-3　风湿病病变过程分期及病变特点

病变过程	病变特点
变质渗出期	病变部位的结缔组织发生黏液样变和纤维素样坏死
增生期	形成特征性的风湿小体;典型的风湿小体中央可见纤维素样坏死物质,周边可见数量不等的风湿细胞,外周可见淋巴细胞、成纤维细胞等
纤维化期	纤维素样坏死物被溶解、吸收,风湿细胞转变为成纤维细胞,使风湿小体逐渐纤维化,最终成为梭形瘢痕而愈合

2. 皮肤病变

风湿病可表现出环形红斑和皮下结节,该表现具有一定的诊断意义。

3. 风湿性心脏病

风湿性心脏病可按累及部位和范围进行分类、命名(表5-4)。若病变累及心脏全层组织,称风湿性全心炎或风湿性心肌炎。

表5-4 风湿性心脏病类型及病变特点

病变过程	病变部位	肉眼观	镜下观
风湿性心内膜炎	最常侵犯二尖瓣,其次可见于二尖瓣和主动脉瓣同时受累	受累瓣膜肿胀、增厚;瓣膜闭锁缘上有呈单行排列、粟粒大小、灰白色、半透明的疣状赘生物,赘生物与瓣膜黏着牢固,不易脱落	受累瓣膜内有黏液样变性、纤维素样坏死、浆液渗出和炎细胞浸润;赘生物为血小板和纤维素构成的白色血栓
风湿性心肌炎	心肌间质	—	在心肌间质中尤其是小血管附近可见风湿小体
风湿性心外膜炎	心包脏层	心包积液;绒毛心	浆液性炎;纤维素性炎

4. 风湿性关节炎

风湿性关节炎最常侵犯肩、膝、髋、肘等大关节,呈游走性,反复发作。镜下主要表现为关节滑膜的浆液性炎。

5. 风湿性动脉炎

风湿性动脉炎急性期表现为血管壁发生黏液样变性、纤维素样坏死和淋巴细胞、单核细胞浸润,可有风湿小体形成;后期血管壁可因纤维化而增厚,使管腔狭窄。

6. 风湿性脑病

风湿性脑病主要表现为脑的风湿性动脉炎和皮质下脑炎。锥体外系受累时可出现小舞蹈症表现。

(五)感染性心内膜炎

感染性心内膜炎临床常见急性感染性心内膜炎与亚急性感染性心内膜炎,二者区别见表5-5。

表5-5 急性感染性心内膜炎与亚急性感染性心内膜炎的区别

区别要点	急性感染性心内膜炎	亚急性感染性心内膜炎
主要致病菌	由毒力强的化脓菌引起(多为金黄色葡萄球菌)	由毒力弱的细菌引起(多为草绿色链球菌)
常见部位	多发生于正常的瓣膜; 多单独侵犯主动脉瓣或二尖瓣	常发生于已有病变的瓣膜; 常侵犯二尖瓣和主动脉瓣
病变特点	常致正常心瓣膜炎症、坏死、溃疡、较大疣赘物形成; 栓子带菌	在原有病变的瓣膜上形成大小不一、单个或多个易脱落的疣赘物; 栓子多不带菌
预后	抗生素应用后死亡率已大大下降	治愈率较高,赘生物机化后形成慢性心瓣膜病

(六)心瓣膜病

心瓣膜病临床常见的有二尖瓣狭窄、二尖瓣关闭不全、主动脉瓣狭窄、主动脉瓣关闭不全(表5-6)。

表5-6 心瓣膜病类型及病变特点

类型	肉眼观	X线检查
二尖瓣狭窄	左心房、右心室和右心房肥大,左心室不扩张或轻度缩小	梨形心
二尖瓣关闭不全	左、右心房和左、右心室均肥大	球形心
主动脉瓣狭窄	主要表现为左心室高度肥大	靴形心
主动脉瓣关闭不全	主要表现为左心室高度肥大	靴形心

(七)心肌病

常见心肌病的类型见表5-7。

表5-7 心肌病类型及病变特点

类型	肉眼观	镜下观
扩张型心肌病	心脏体积增大,重量增加,各心腔均明显扩张,心室壁可略增厚或正常,心尖部变薄呈钝圆形	心肌细胞不均匀性肥大,核大而深染,心肌间质纤维化
肥厚型心肌病	心脏体积增大,重量增加,左、右心室肌肥厚,室间隔非对称性或均匀肥厚,心室腔及左心室流出道狭窄	心肌细胞普遍性高度肥大,排列紊乱;心肌间质纤维化

续表 5 - 7

类型	肉眼观	镜下观
限制型心肌病	心腔狭窄,心室内膜增厚,呈灰白色,质地较硬	心室内膜及内膜下心肌进行性纤维化
克山病	心脏有不同程度增大和重量增加,心腔扩大,心室切面可见灰黄色的坏死灶和灰白色的瘢痕	心肌细胞变性和坏死

(八)心肌炎

1.病毒性心肌炎

肉眼观:心脏略增大或无明显变化。

镜下观:以心肌损害为主的心肌炎,表现为心肌细胞水肿、肌质溶解和坏死,以间质损害为主的心肌炎表现为间质内炎细胞浸润。

2.孤立性心肌炎

(1)弥漫性间质性心肌炎:心肌间质小血管周围有多量淋巴细胞、浆细胞和巨噬细胞浸润,心肌细胞较少发生变性、坏死。

(2)特发性巨细胞性心肌炎:心肌内有灶状坏死及肉芽肿形成。

3.免疫反应性心肌炎

免疫反应性心肌炎主要表现为心肌间质性炎。

二、大体标本

(一)动脉粥样硬化

此标本为成人全主动脉及左、右髂动脉。动脉内膜失去原有的光泽,表面可见大小不等、形状不整、稍隆起的淡黄色斑点及条纹,也有一些灰白色似蜡滴状的纤维斑块,以及多处内膜脱落形成的溃疡,使动脉内膜凹凸不平(图 5 - 1)。

思考:动脉粥样硬化的继发改变有哪些?

(二)心肌梗死

左心室壁可见一梗死灶,呈不规则地图状、灰黄色,边界清楚(图 5 - 2)。

思考:心肌梗死后常见哪些合并症?

(三)心附壁血栓

见"第二章 局部血液循环障碍"相关内容及图 2-3。

思考:心附壁血栓一般继发于什么疾病?为什么?

(四)高血压心脏病

见"第一章 细胞和组织的适应、损伤与修复"相关内容及图 1-6。

思考:为什么高血压患者会出现心肌肥大?

(五)原发性颗粒性固缩肾

见"第一章 细胞和组织的适应、损伤与修复"相关内容及图 1-3,图 1-4。

思考:颗粒性固缩肾是怎么形成的?

(六)脑出血

见"第二章 局部血液循环障碍"相关内容及图 2-7。

思考:高血压患者为何最常合并内囊区出血?

(七)风湿性心肌炎

左心室壁上可见少量灰白色的小瘢痕形成。

(八)风湿性心内膜炎

二尖瓣瓣膜肿胀、增厚,闭锁缘上可见疣状赘生物形成,呈单行排列,灰白色半透明,粟粒大小。

(九)急性感染性心内膜炎

二尖瓣瓣膜表面可见一个巨大的赘生物,呈灰黄色,质地松脆、易碎,部分瓣膜已破坏。

(十)亚急性感染性心内膜炎

二尖瓣瓣膜上可见一体积较大的赘生物,呈灰黄色、菜花状、干燥,质地松脆。

(十一)慢性心瓣膜病(二尖瓣狭窄)

二尖瓣瓣膜明显增厚,瓣叶和瓣叶之间出现粘连,整体呈鱼口状,除左心室无明显变化外,其他三个心腔均扩张。

三、组织切片

(一)主动脉粥样硬化

低倍镜下观:内膜隆起增厚的部分为增生的纤维结缔组织,并有玻璃样变性,内膜深层近中膜处可见多量红染无结构的坏死物,以及一些无一定排列方向的针状或柳叶状的裂隙(胆固醇结晶)(图5-3),斑块周边部可见泡沫细胞。

高倍镜下观:泡沫细胞胞质淡染,呈泡沫状。动脉中膜及外膜无明显病变。

诊断要点:动脉内皮下粥状病灶结构特点及泡沫细胞形态。

思考:此病变为动脉粥样硬化的哪一期改变?

(二)心肌梗死

低倍镜下观:部分区域为正常的心肌组织,梗死心肌组织发生凝固性坏死。

高倍镜下观:坏死的心肌细胞胞质红染,细胞核已消失,但细胞轮廓依然存在(图5-4),间质内可见炎细胞浸润。

诊断要点:心肌组织凝固性坏死的形态特点。

(三)高血压病

低倍镜下观:肾皮质内部分肾小球纤维化和玻璃样变性,周围的肾小管萎缩、消失。残存的肾单位代偿性肥大,表现为肾小球体积增大,周围肾小管扩张,管腔内常可见到各种管型。间质纤维化,炎细胞浸润(图5-5)。

高倍镜下观:间质内大量纤维组织增生,淋巴细胞浸润。

诊断要点:部分肾小球纤维化、玻璃样变性,所属肾小管萎缩消失;周围健存的肾小球代偿性肥大,肾小管代偿性扩张。

(四)风湿性心肌炎

低倍镜下观:心肌间质内,在小血管旁有成堆细胞构成的病灶,即风湿小体,呈梭形。

高倍镜下观:小体中央为少量红染无结构的碎片状纤维素样坏死物,周边有多个风湿细胞(或称 Aschoff 细胞),少量淋巴细胞及单核细胞。风湿细胞体积较大,呈圆形或多边形,细胞质丰富,弱嗜碱性;细胞核为一个或多个,呈圆形或卵圆形,核膜清晰,染色质浓集于中心,胞核的横切面呈枭眼状,纵切面如毛虫状,心肌细胞病变不明显(图5-6)。

诊断要点：心肌间质形成特征性风湿小体。

四、病例讨论

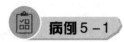 病例5-1

患者，男，68 岁，因夜间看电视时突发胸闷、胸骨后剧痛，伴呼吸困难急诊入院。

【既往史】既往有 23 年的高血压病史，曾有不规则服降压药史。约 10 年前体检时发现高脂血症，血胆固醇（Ch）5.7~6.5mmol/L（正常值为 2.5~5.2mmol/L），甘油三酯（TG）1.6mmol/L（正常值为 0.45~1.72mmol/L）。近 3 年来常感心悸，活动后感心前区疼痛和胸闷。1 年前行心电图检查，结果显示左心室肥大伴劳损，冠状动脉供血不足。

【查体】皮肤发绀，体温 37.5℃，脉搏 110 次/分，呼吸 24 次/分，血压 180/100mmHg，急性病容，神志尚清，心浊音界向左右扩大。

【实验室检查】①血生化：肌酸激酶（CK）或称肌酸磷酸激酶（CPK）360U/L，乳酸脱氢酶（LDH）484U/L，谷草转氨酶（SGCT）137U/L。②尿常规：蛋白 +++~++++，红细胞 0~2，透明管型 0~2；非蛋白氮 21.4~35.7mmol/L。

【心电图检查】左心室前壁心肌梗死 + 陈旧性左心室侧壁心肌梗死。

【影像学检查】胸片示心界扩大。

患者住院后给予积极治疗，未见明显疗效。今晨病情突变，心电图示窦性心动过缓，随后出现室性心律、心室纤颤等，经抢救无效后死亡。

【尸检】①心脏：体积增大，重量 615g（正常为 250~300g），左心室壁厚 1.8cm（正常为 1~1.2cm），心腔稍有扩张，左室乳头肌肥大。左心室前壁及室间隔一部分隐约可见不规则灰黄色区域，较干燥，无光泽，与周围心肌组织肉红色略有不同。冠状动脉左前降支呈节段性增厚，僵硬，如绳索状，腔内可见血栓，管腔闭塞；左旋支近端内壁见黄白色硬化斑块，管腔狭窄Ⅳ级（>75%）。心肌切面有许多散在分布的灰白色小瘢痕。取前壁灰黄色病变区做切片待镜检。②肾脏：患者两侧肾体积显著缩小，质地坚实。被膜紧密粘连，不易剥离。皮质表面粗糙，呈细颗粒状。切面皮质变薄，与髓质分界不清。取材待镜检。

 讨论

1. 对本病例应做何诊断？患者的死亡原因是什么？写出诊断依据。

2. 试描述该患者心肌组织在显微镜下的改变。

3. 试分析该患者心脏病变的发生机制。

4. 试描述该患者肾脏在显微镜下的改变,并分析肾脏病变与高血压的关系。

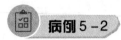 病例 5-2

患者,男,62 岁,因突然昏迷伴左上、下肢麻痹 2 小时入院。近半个月来,患者常感后枕部疼痛,并伴有头晕、四肢麻木。今晨因琐事与邻居争吵时突然昏倒,不省人事,左侧上、下肢不能活动,并有大小便失禁,口角歪斜。

【既往史】10 年前发现有高血压病,血压在(170～230)/(100～120)mmHg,时感头晕,曾有不规则服降压药史。近 3 年来常感心悸,尤以体力活动时为著,休息后自行缓解。

【查体】体温 37℃,脉搏 86 次/分,呼吸 24 次/分,血压 220/120mmHg。神志不清,两侧瞳孔等大,对光反射存在,口角向右侧偏斜,面色潮红,左侧鼻唇沟较浅,呼吸深沉,鼾声大,颈项稍强直。心尖冲动明显,呈抬举样,心浊音界向左略扩大,心律齐,主动脉瓣区第二心音亢进。左侧上、下肢呈迟缓性瘫痪,腱反射消失,肌张力降低。

【实验室检查】①血常规:白细胞 10.5×10^9/L,中性粒细胞 71%,淋巴细胞 20%。②尿常规:蛋白(＋＋),红细胞(＋),管型(＋);③脑脊液呈血性。

【影像学检查】CT 提示右侧大脑内囊部出血。

入院后给予吸氧、降压、脱水及止血等治疗,疗效不明显,患者昏迷不断加深,继之呼吸不规则,经抢救无效后死亡。

【尸检】①脑:右侧内囊处见 3cm×2cm×2cm 之血肿,内囊局部脑组织出血、坏死,脑室内可见大量凝血块。②心脏:体积增大,重 560g(正常为 250～300g),左心室壁显著增厚,约 2.2cm(正常为 1～1.2cm),乳头肌增粗,各心腔及瓣膜未见明显异常。镜检:心肌纤维明显变粗,细胞核肥大。③肾脏:两侧肾脏体积缩小,左肾重 93g,右肾重 111g(正常单侧肾重 140～170g),表面呈细颗粒状,两肾包膜不易剥离,切面皮质变薄,皮、髓质分界不清。镜检:大多数肾小球萎缩纤维化,有的呈玻璃样变性,相应肾小管萎缩、消失,部分肾小球及肾小管代偿性肥大,入球小动脉及出球小动脉可见玻璃样变性,小叶间动脉、叶间弓形动脉可见管壁增厚,内膜纤维组织增生,致管腔狭窄,肾间质纤维组织增生,散在淋巴细胞浸润。④脾:中央动脉呈玻璃样变性。

 讨论

1. 该患者患的是什么病? 死亡原因是什么? 请写出诊断依据。

2.试分析本病例患者脑部病变的发生机制。

3.请对该患者心脏病变做出诊断,并指出其相应的症状和体征。

4.试论述肾脏病变与高血压的关系如何。

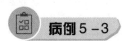 **病例 5-3**

患者,女,34 岁。心悸、双下肢水肿 1 个月,咳嗽、咳痰伴发热 3 天入院。近半年来,患者出现劳累后心悸、气促,并伴有双下肢水肿,以傍晚为重,清晨起床时减轻或消退。近 1 个月来,上述症状加重,3 天前出现发热、咳嗽、咳黄色脓性痰。

【既往史】患者于幼年时经常出现咽喉部疼痛伴扁桃体肿大。近 10 年来,两侧肩关节、膝关节疼痛反复发作,同时出现关节肿胀、发红及局部温度升高,疼痛呈游走性,每次发作持续 10~15 天,缓解后恢复正常。

【查体】体温 39℃,脉搏 170 次/分,呼吸 32 次/分,血压 110/60mmHg,呈端坐位,口唇及指、趾端发绀,两侧颈静脉怒张。心浊音界向左侧明显扩大,心尖冲动点向左下移位,心尖部闻及 3/6~4/6 级收缩期粗糙的吹风样杂音及舒张期雷鸣样杂音。背部及两肺底可闻及湿啰音,肝肋下 3cm,双下肢凹陷性水肿。

【实验室检查】①血常规:白细胞 $10×10^9$/L,中性粒细胞 80%,淋巴细胞 15%。②血沉(ESR)50mm/h(血沉正常值:男性为 0~15mm/h,女性为 0~20mm/h),抗链球菌溶血素 O(ASO) 800U。③痰涂片:见中性粒细胞及吞噬棕黄色色素的巨噬细胞。④咽喉拭子培养:有溶血性链球菌生长。

【影像学检查】X 线示两肺底部见密度稍高的模糊阴影。心界向左下扩大,心脏外形呈球形。

入院经抗菌、消炎、强心、利尿及激素治疗,症状未见好转,病情进行性恶化,住院第 9 天突然出现心室颤动,经抢救无效后死亡。

 讨论

1.请为该患者做出临床诊断。

2.分析本例疾病发展过程及死亡原因。

3.尸检预期可见心脏、肺脏有哪些病变?

第六章 肺和气管疾病

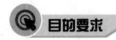 目的要求

1.掌握:肺气肿的病变特点、分型、临床病理联系及结局;大叶性肺炎的病因、各期病变特点、临床病理联系及转归;小叶性肺炎的病因、病变特点、临床病理联系;肺癌的肉眼分型和主要的组织学类型特点;能识别及正确描述肺气肿、肺心病、大叶性肺炎、小叶性肺炎、肺癌的肉眼病变;正确描述大叶性肺炎、小叶性肺炎及肺鳞癌的光镜下病变特点。

2.熟悉:间质性肺炎的病变特点;硅肺的各期病变特点及其临床病理联系;肺心病的病变特点和临床病理联系。

3.了解:支气管扩张的病变特点和临床病理联系。

4.知识拓展:肺部小结节的病变特点和可能成因;肺不张和肺萎陷的区别。

一、知识要点

(一)大叶性肺炎

大叶性肺炎是病变累及肺大叶的大部或全部的急性纤维素性炎,主要由肺炎链球菌引起。其典型的病变过程大致可分为四期(表6-1)。

表6-1 大叶性肺炎病变过程分期及病变特点

病变过程	肉眼观	镜下观
充血水肿期	病变肺叶肿胀,重量增加,呈暗红色,挤压后切面有淡红色浆液溢出	肺泡间隔:毛细血管弥漫性扩张充血; 肺泡腔:大量的浆液性渗出液,其内混有少量的红细胞、中性粒细胞和巨噬细胞

病变过程	肉眼观	镜下观
红色肝样变期	病变肺叶肿大,重量增加,呈暗红色,质实如肝脏,切面呈粗颗粒状	肺泡间隔:毛细血管明显扩张、充血; 肺泡腔:充满大量红细胞及一定量的纤维素,纤维素可交织成网并穿过肺泡间孔,与相邻肺泡内的纤维素网相连
灰色肝样变期	病变肺叶肿胀,呈灰白色,质地坚实如肝脏	肺泡间隔:毛细血管受压、狭窄或闭塞,呈贫血状态; 肺泡腔:渗出物以纤维素为主,纤维素网眼中有大量中性粒细胞,相邻肺泡腔内的纤维素经肺泡间孔相互连接现象更为显著
溶解消散期	病变肺叶体积基本恢复正常,质软,切面可挤出少量脓性浑浊液体	肺泡间隔:毛细血管恢复正常血流; 肺泡腔:中性粒细胞大多已变性、坏死,数量减少,巨噬细胞明显增多,纤维素逐渐被溶解并清除

(二)小叶性肺炎

小叶性肺炎通常由细菌混合感染引起,是以细支气管为中心的急性化脓性炎。

肉眼观:病变肺表面和切面散在分布多发性实变病灶,色灰黄,病灶大小不等,直径多在 0.5~1cm,形状不规则,病灶中央常可见受累细支气管的断面。

镜下观:病变细支气管管腔及其周围的肺泡腔内出现大量中性粒细胞,少量红细胞及脱落的黏膜上皮细胞。

注意:大叶性肺炎与小叶性肺炎的区别(表 6 - 2)。

表 6 - 2　大叶性肺炎与小叶性肺炎的区别

区别	大叶性肺炎	小叶性肺炎
发病年龄	青壮年	老人、儿童或体力差的人
病原菌	肺炎链球菌	混合细菌
病变性质	急性纤维素性炎	急性化脓性炎
病变特点	从肺泡开始发病; 病变累及整个大叶; 无肺泡壁结构破坏	从细支气管开始发病; 病变为小叶范围; 肺组织结构有破坏
并发症	少	伴肺脓肿和脓胸、呼吸衰竭、心力衰竭等

(三)病毒性肺炎

肉眼观:病变常不明显,病变肺组织因充血水肿而体积轻度增大。

镜下观:主要表现为间质性肺炎。肺泡间隔明显增宽,其内血管扩张充血,间质水肿及炎细胞浸润,肺泡腔内一般无渗出物或有少量浆液。由流感病毒、麻疹病毒和腺病毒引起的肺炎,肺泡腔内可见透明膜形成。有时在增生的上皮细胞和多核巨细胞内可见病毒包涵体。

(四)支原体肺炎

肉眼观:病变肺呈暗红色,无明显实变,切面可有少量红色泡沫状液体溢出,气管或支气管腔内可有黏液性渗出物。

镜下观:主要表现为间质性肺炎。

(五)慢性支气管炎

肉眼观:病变支气管管壁增厚,管腔变窄。

镜下观:病变支气管黏膜上皮细胞变性、坏死脱落,可见鳞状上皮化生。黏膜下腺体增生肥大,浆液性腺体可发生黏液腺化生。管壁充血、水肿,淋巴细胞和浆细胞浸润。病变反复发作可使管壁平滑肌断裂、萎缩,软骨可变性、萎缩或骨化,管壁纤维组织增生,管腔狭窄甚至闭锁。

(六)肺气肿

肺气肿可分为:肺泡性肺气肿(如腺泡中央型、腺泡周围型和全腺泡型肺气肿);间质性肺气肿和其他类型肺气肿(如瘢痕旁肺气肿、代偿性肺气肿和老年性肺气肿)。

肉眼观:肺体积显著膨大,颜色苍白,边缘钝圆,柔软而缺乏弹性;切面可见扩大的肺泡囊腔。

镜下观:肺泡弥漫性高度扩张,肺泡间隔变窄并断裂,相邻肺泡融合成较大的囊腔;肺泡间隔内毛细血管床数量减少,肺小动脉内膜呈纤维性增生、肥厚;细小支气管可有慢性炎症改变。

(七)肺硅沉着症(硅肺)

肉眼观:肺组织内有硅结节形成,硅结节为境界清楚的圆形或椭圆形结节,直径

3～5mm,呈灰白色,质地坚硬,触之有砂粒感。

镜下观:主要表现为硅结节形成和肺间质弥漫性纤维结缔组织增生。

硅肺的分期和病变特点见表6-3。

表6-3　硅肺的分期和病变特点

分期	病变特点	X线表现
Ⅰ期硅肺	硅结节主要局限在淋巴系统,肺组织中硅结节数量较少,直径一般为1～3mm,主要分布于双肺中、下叶近肺门处	肺门阴影增大,密度增强,肺野内可见少量类圆形或不规则形小阴影
Ⅱ期硅肺	硅结节散布于全肺,但仍以中、下肺叶近肺门处较密集,总的病变不超过全肺的1/3	肺野内可见较多直径小于1cm的阴影
Ⅲ期硅肺	硅结节密度增大并与肺纤维化融合成团块	肺野内可出现直径超过2cm的大阴影

(八)慢性肺源性心脏病

肉眼观:以右心室的病变为主,心室壁肥厚,心腔扩张,扩大的右心室占据心尖部,外观钝圆,右心室内乳头肌和肉柱显著增粗。

镜下观:右心室壁心肌细胞肥大,核增大、深染,也可见缺氧引起的心肌细胞萎缩、肌浆溶解、横纹消失,心肌间质水肿和胶原纤维增生。

思考:慢性支气管炎、肺气肿和慢性肺源性心脏病之间的关系如何?

(九)鼻咽癌

鼻咽癌最常发生于鼻咽顶部,其次是外侧壁和咽隐窝。

肉眼观:早期病变不明显,常表现为病变黏膜粗糙,或形成隆起黏膜面的小结节,随后可发展成结节型、菜花型、黏膜下浸润型和溃疡型四种形态。

镜下观:多表现为鳞癌,少数为腺癌。

(十)肺癌

肉眼观:分为三型,即中央型、周围型和弥漫型。

镜下观:①鳞状细胞癌,最常见。②腺癌,发病仅次于鳞状细胞癌,女性相对多见。③小细胞肺癌,为肺癌恶性程度最高的一型,癌细胞小,呈短梭形或淋巴细胞样,胞质少,似裸核。④大细胞癌。癌细胞体积大,呈多边形,胞质丰富,异型性明显,核染色深。

二、大体标本

(一)大叶性肺炎(灰色肝样变期)

正常肺组织的结构消失,切面干燥,呈灰白色,质实如肝脏,但此标本颗粒状外观不明显(图6-1)。

(二)小叶性肺炎

肺组织切面可见散在分布、多发性的灰黄色实变病灶,病灶大小不一,形状不规则。部分区域病灶互相融合成片,并可见继发形成的肺脓肿(图6-2)。

(三)慢性支气管炎

病变支气管管壁增厚,管腔变窄(图6-3)。

思考:慢性支气管炎常见并发症是什么?

(四)阻塞性肺气肿

肺组织体积增大,柔软但缺乏弹性,切面呈蜂窝状,可见大小不一的囊泡(图6-4)。

(五)间质性肺气肿

在肺组织的肺叶间隔、肺膜下可见成串的小气泡。

(六)肺心病

心脏体积增大,心尖钝圆。右心室壁明显肥厚,肉柱和乳头肌增粗。

(七)硅肺

肺组织切面可见多个散在分布的硅结节,呈灰白色,圆形或类圆形,境界清楚。结节周围可见灰白色的纤维组织弥漫性增生。

(八)肺癌

此标本为部分肺组织,切面可见一灰白色不规则的肿块(癌组织),肿块边缘可见一支气管断面(图6-5)。

思考:肺癌肉眼观可分为哪几种类型?

二、组织切片

（一）大叶性肺炎

低倍镜下观：肺组织普遍实变，肺泡壁的结构完整，肺泡腔中充满炎性渗出物（图6－6）。

思考：根据你观察的情况，诊断本例大叶性肺炎属于哪一期？

诊断要点：肺泡内弥漫性纤维素性炎。

（二）小叶性肺炎

低倍镜下观：实变病灶散在分布。实变部位为小脓肿或是以细支气管为中心的小叶性肺炎病灶（图6－7）。

高倍镜下观：①细支气管管壁充血、水肿及中性粒细胞浸润，部分黏膜上皮（纤毛柱状上皮）坏死脱落。细支气管管腔内有大量中性粒细胞及脱落的上皮细胞。②细支气管周围肺泡壁充血，肺泡腔可见大量中性粒细胞及少量红细胞、纤维素。③病灶间肺组织大致正常，有些部位呈代偿性肺气肿、肺萎陷。

诊断要点：小叶性肺炎是以细支气管为中心的化脓性炎。

（三）间质性肺炎

低倍镜下观：肺间质明显增厚，少数肺泡腔内可见少量炎性渗出物。

高倍镜下观：肺泡壁和肺小叶间质血管扩张充血，有较多淋巴细胞、单核细胞等炎细胞浸润，部分肺泡腔内可见浆液和少量淋巴细胞渗出。

诊断要点：肺间质充血水肿，肺泡腔内渗出较少；肺间质炎细胞浸润。

（四）肺癌

切片为肺腺癌，分化程度较高，其组织学结构与其他部位腺癌相似（图6－8）。

诊断要点：腺癌的特点及恶性肿瘤细胞的异型性表现。

（五）硅肺

低倍镜下观：肺组织内可见硅结节和弥漫性间质纤维化（图6－9）。

高倍镜下观：硅结节内可见巨噬细胞、成纤维细胞、纤维细胞以及胶原纤维。成纤维细胞、纤维细胞和胶原纤维呈同心层状排列。

诊断要点:硅结节形成;肺内弥漫性纤维化。

四、病例讨论

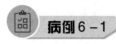 **病例 6-1**

患者,男,68 岁。因心悸、气短、腹胀、双下肢浮肿 5 天入院。

【既往史】患者有吸烟史 48 年。近 10 年来,患者经常出现咳嗽、咳痰,尤以冬季为甚。近 5 年以来,患者自觉心悸、气短,活动后加重,有时双下肢浮肿,但经过休息可以缓解。5 天前因受凉病情加重,出现腹胀,不能平卧。

【查体】患者端坐呼吸,神志清楚,口唇紫绀,颈静脉怒张,桶状胸,心音遥远。肝脏下缘在右锁骨中线肋缘下 4cm,剑突下 8cm;脾脏在肋下缘可以触及。腹部叩诊可见移动性浊音,双下肢凹陷性浮肿。

【实验室检查】血常规:白细胞 12×10^9/L。周动脉血气分析:动脉血氧分压(PaO_2)9.8kPa(74mmHg),动脉血二氧化碳分压($PaCO_2$)8.0kPa(60mmHg)。

 讨论

1. 根据学过的病理学知识为该患者进行诊断,并给出诊断依据。

2. 试分析患者患病的原因和疾病的发展演变过程。

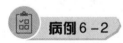 **病例 6-2**

患者,男,18 岁。雨天球赛后出现发热,次日出现高热、右侧胸痛、咳泡沫样痰,第 3 天出现呼吸困难,咳铁锈色痰,急诊入院。

【查体】体温 39.5℃,脉搏 110 次/分,鼻翼翕动,指甲青紫色,听诊右肺胸膜摩擦音,有肺实变体征,即胸部第一、二、三肋处,语颤增强,叩诊浊音,听诊可闻及管状呼吸音。

【实验室检查】血常规:白细胞 24×10^9/L,中性粒细胞 80%。

【影像学检查】X 线示右肺上叶出现一致密性大片状阴影。

【临床诊断】大叶性肺炎。

 讨论

1. 根据所学的病理学知识,分析该病例临床诊断的正确性,并写出诊断依据。

2. 分析该患者的临床表现(症状和体征)与病理变化之间的关系？

3. 请预测患者的预后如何。

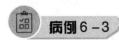 **病例6-3**

患儿,男,4岁。因发热、咳嗽、咳痰10天,加重2天并出现哮喘入院。

【查体】体温39℃,脉搏160次/分,呼吸25次/分。患儿呼吸急促、面色苍白、口唇紫绀、精神萎靡、鼻翼翕动,双瞳孔等大等圆,颈软。双肺散在中、小水泡音,心音钝,心律齐。肝大,双下肢水肿。

【实验室检查】血常规:白细胞21×10^9/L,中性粒细胞78%,淋巴细胞17%。

【影像学检查】X线示左、右肺下叶可见灶状阴影。

【临床诊断】小叶性肺炎;心力衰竭。

入院后曾肌内注射青霉素、链霉素,静脉输注红霉素等,病情逐渐加重,经治疗无效后死亡。

【尸检】左、右肺下叶背部散在实变区,切面可见散在粟粒至蚕豆大小不整形灰黄色病灶。

【镜检】病灶中细支气管充血并有中性粒细胞浸润,管腔中充满大量中性粒细胞及脱落的上皮细胞,其周围肺泡腔内可见浆液和中性粒细胞。

 讨论

1. 该临床诊断是否正确？依据是什么？

2. 该患儿的死亡原因是什么？

第七章　胃肠疾病

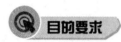 目的要求

1. 掌握：慢性胃炎、消化性溃疡病、胃癌、结直肠癌的基本病理变化、分型及结局；正确识别和描述慢性胃炎、溃疡病及胃癌的主要病变特点。

2. 熟悉：慢性胃炎、消化性溃疡病、胃癌、结直肠癌的病因和发生机制。

3. 了解：慢性胃炎、胃癌、结直肠癌的病理诊断共识。

4. 知识拓展：早期胃癌的病变特点和诊断及其内镜下黏膜剥脱术的治疗。

一、知识要点

（一）胃炎

1. 急性胃炎

急性胃炎包括急性刺激性胃炎、急性出血性胃炎、腐蚀性胃炎和急性感染性胃炎等。

2. 慢性胃炎

慢性胃炎的类型及病变特点见表7－1。

表7－1　慢性胃炎的类型及病变特点

类型	胃镜观	光镜观
慢性浅表性胃炎	病变部胃黏膜充血、水肿，呈淡红色，伴有点状出血和糜烂	病变位于黏膜层上1/3，胃黏膜充血水肿，表浅上皮坏死、脱落，固有层有淋巴细胞、浆细胞浸润
慢性萎缩性胃炎	胃黏膜由正常的橘红色变为灰色，黏膜层变薄，皱襞变浅，黏膜下血管清晰可见	病变区胃黏膜萎缩变薄，常伴有肠上皮化生，黏膜全层有不同程度的淋巴细胞和浆细胞浸润
慢性肥厚性胃炎	胃黏膜皱襞粗大，加深变宽，呈脑回状，黏膜隆起的顶端常伴有糜烂	腺体肥大增生，腺管延长，炎细胞浸润不明显

类型	胃镜观	光镜观
疣状胃炎	病变部胃黏膜出现许多中心凹陷的疣状突起病灶	病灶中心凹陷部胃黏膜上皮变性坏死并脱落,伴有急性炎性渗出物覆盖

(二)消化性溃疡病

1.胃溃疡

肉眼观:胃溃疡多发生于胃小弯近幽门侧,胃窦部尤为多见,常为单个,呈圆形、椭圆形,直径多小于2cm,边缘整齐,形如刀切,底部多干净平坦,周围的黏膜皱襞向溃疡集中。

镜下观:胃溃疡由内至外依次为:渗出层、坏死层、肉芽组织层和瘢痕组织层。在瘢痕组织中常见小动脉发生增生性动脉内膜炎、神经纤维断端呈小球状增生。

2.十二指肠溃疡

十二指肠溃疡多发于十二指肠球部,直径多在1cm之内,较浅,易愈合。镜下同胃溃疡。

3.并发症

①出血:最常见;②穿孔;③幽门梗阻;④癌变:多发生于长期胃溃疡患者,十二指肠溃疡几乎不发生癌变。

4.临床表现

消化性溃疡病临床上一般表现为周期性上腹部疼痛、反酸、嗳气等。

(三)阑尾炎

1.急性阑尾炎

急性阑尾炎的类型及病变特点见表7-2。

表 7 - 2　急性阑尾炎的类型及病变特点

类型	肉眼观	镜下观
急性单纯性阑尾炎	阑尾轻度肿胀,浆膜面充血,失去正常光泽	病变累及黏膜层和黏膜下层,并有中性粒细胞浸润和纤维素渗出,黏膜下各层有炎性水肿
急性蜂窝织炎性阑尾炎	阑尾显著肿胀,浆膜面高度充血,表面覆盖脓性渗出物	阑尾各层充血、水肿,大量中性粒细胞浸润,并有纤维素渗出
急性坏疽性阑尾炎	阑尾肿大,呈暗红色或黑褐色	阑尾壁发生坏死,表面有纤维素性或脓性渗出物覆盖

2. 慢性阑尾炎

慢性阑尾炎的主要病变为阑尾壁的不同程度纤维化及慢性炎细胞浸润。

(四)消化系统常见肿瘤

1. 食管癌

食管癌在食管中段最多见。

(1)早期食管癌:病变累及黏膜层或黏膜下层,未侵犯肌层,无淋巴结转移。

肉眼观:病变部位黏膜轻度糜烂或表面呈细颗粒状、微小乳头状。

镜下观:大部分表现为鳞状细胞癌,多为原位癌或黏膜内癌。

(2)中晚期食管癌。

肉眼观:髓质型、蕈伞型、溃疡型、缩窄型。

镜下观:以鳞状细胞癌最常见,其次为腺癌。

2. 胃癌

胃癌在胃窦部小弯侧最多见。

(1)早期胃癌:不论有无淋巴结转移,癌组织浸润仅限于黏膜层或黏膜下层。

肉眼观:隆起型、表浅型、凹陷型。

镜下观:以原位癌及高分化管状腺癌多见,其次为乳头状腺癌。

(2)中晚期胃癌:癌组织浸润超过黏膜下层或浸润胃壁全层。

肉眼观:可分为息肉型或蕈伞型、溃疡型、浸润型、胶样癌。

镜下观:可分为管状腺癌、乳头状腺癌、黏液腺癌、印戒细胞癌和未分化癌。

良、恶性溃疡的肉眼形态鉴别见表7-3。

表7-3　良、恶性溃疡的肉眼形态鉴别

项目	良性溃疡(胃溃疡)	恶性溃疡(溃疡型胃癌)
外形	圆形或椭圆形	不整形,皿状或火山口状
大小	溃疡直径一般 <2cm	溃疡直径常 >2cm
深度	较深	较浅
边缘	整齐、不隆起	不整齐、隆起
底部	较平坦	凹凸不平,坏死、出血明显
周围黏膜	黏膜皱襞向溃疡集中	黏膜皱襞中断,呈结节状肥厚

3. 大肠癌

大肠癌以直肠最多见,其次为乙状结肠、盲肠等。

肉眼观:可分为隆起型、溃疡型、浸润型、胶样型。

镜下观:可分为乳头状腺癌、管状腺癌、黏液腺癌或印戒细胞癌、未分化癌等。

二、大体标本

(一)胃溃疡

胃溃疡直径小于2cm,呈圆形、边缘整齐,形如刀割,周围黏膜皱襞呈放射状向溃疡集中(图7-1)。

(二)胃癌

1.溃疡型胃癌

溃疡直径大于2cm,火山口状,边缘隆起,底部凹凸不平,周围黏膜皱襞消失(图4-11)。

注意:从外形、大小、深度、边缘、底部、周围黏膜等几个方面同良性溃疡进行区别。

思考:胃溃疡与溃疡型胃癌的肉眼形态有哪些区别?

2.息肉型胃癌

癌组织向胃黏膜表面生长,呈息肉状突入胃腔内(图7-2)。

3.浸润型胃癌

灰白色的癌组织在胃壁内弥漫性浸润性生长,与正常组织分界不清,致胃壁增厚变硬,胃腔缩小,表面黏膜皱襞消失(图7-3)。

(三)食管癌

食管腔内见一菜花样肿物,食管腔明显变窄,切面呈灰白色,癌组织界限不清(见"第四章　肿瘤"相关内容及图4-9)。

溃疡型食管癌可见溃疡边缘不整,底部高低不平,切面呈灰白色,癌组织界限不清。

(四)直肠癌

近肛门处有一菜花状肿物,肠壁厚(图7-4)。

思考:消化道肿瘤的肉眼类型有哪些共同特点?

(五)阑尾炎

见"第三章　炎症"相关内容及图3-1。

三、组织切片

(一)胃炎

1.慢性萎缩性胃炎

低倍镜下观:病变区黏膜萎缩变薄,腺体变小、数目减少(图 7-5)。

高倍镜下观:黏膜上皮有明显的肠上皮化生,固有层有不同程度的淋巴细胞和浆细胞浸润。

诊断要点:固有层腺体萎缩及肠上皮化生,间质有慢性炎细胞浸润。

2.慢性浅表性胃炎

低倍镜下观:病变区黏膜出血糜烂。

高倍镜下观:胃黏膜充血、水肿,表浅上皮坏死脱落,黏膜浅层出现淋巴细胞、浆细胞浸润。

诊断要点:黏膜浅层出现淋巴细胞、浆细胞浸润。

(二)溃疡病

1. 胃溃疡

低倍镜下观:溃疡底部由内向外分为渗出层、坏死层、肉芽组织层、瘢痕层四层结构(图 7-6)。

高倍镜下观:①渗出层为少量白细胞及纤维素。②坏死层呈红染、无结构的碎片状或条索状组织。③肉芽组织层可见大量新生毛细血管、成纤维细胞及一些炎细胞。④瘢痕层由肉芽组织层逐渐移行而来,血管减少,纤维组织增多。有时小动脉可呈现增生性小动脉炎改变,神经断端呈现小球状增生。

诊断要点:观察溃疡底部的四层结构。

注意:胃溃疡切片渗出层、肉芽组织层典型,而坏死层、瘢痕层不明显。

2.十二指肠溃疡合并穿孔

镜下观:切片中央有狭窄裂隙状穿孔,穿孔中央有少量渗出物,穿孔两侧呈层状,红染组织为坏死组织,再向两侧为肉芽组织及瘢痕组织。

诊断要点:观察溃疡穿孔内及两侧的四层结构。

(三)胃腺癌

低倍镜下观:胃黏膜部分相对正常,部分癌变,癌组织浸润性生长(图 7-7)。

高倍镜下观:癌组织形成大小不等、形状不规则的腺腔或筛网状结构,腔内可见灰白色黏液,癌细胞异型性明显,已侵入浆膜层。

诊断要点:癌组织既有组织结构异型性,又有细胞异型性,呈浸润性生长。

(四)急性单纯性阑尾炎

低倍镜下观:阑尾腔内有少量渗出物,浆膜层血管扩张充血。

高倍镜下观:阑尾腔内有纤维素和炎细胞渗出,黏膜上皮部分坏死、脱落,黏膜层有中性粒细胞浸润,肌层无炎细胞浸润,浆膜层可见血管扩张充血。

诊断要点:炎症以黏膜为主,浆膜血管扩张充血。

四、病例讨论

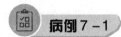 病例 7 - 1

患者,男,38 岁。突发上腹部剧痛 3 小时,急诊入院。今日中午好友聚会,饭后去歌厅唱歌,突感上腹部剧痛,并放射到肩部,呼吸时疼痛加重,面色苍白、大汗淋漓,速来医院就诊。

【既往史】患者自 20 多年前经常有上腹部疼痛,以饥饿时明显,伴反酸、嗳气,每年发作数次,多在秋冬之交、春夏之交或饮食不当时发作,服用碱性药物症状可缓解。体检进行过大便潜血试验,结果为(+)。5 年前疾病发作时,大便呈柏油样,有乏力感,伴呕吐,呕吐物为食物。经中医治疗后,症状有所缓解。

【查体】脉搏 110 次/分,血压 100/60mmHg。神志清楚,呼吸浅快。腹壁紧张,硬如木板,全腹压痛、反跳痛(+)。

【影像学检查】腹部 X 线示双侧膈下积气。

【临床诊断】十二指肠溃疡穿孔。

急诊手术,行胃大部切除术。

 讨论

1. 你是否同意本病例的临床诊断,为什么?

2. 分析患者的疾病发展过程,解释其相关症状和体征。

3. 若在十二指肠溃疡处做一组织切片,镜下观可见哪些病理变化?

4. 溃疡病患者日常生活应该注意哪些事项?

病例 7-2

患者,女,68岁。3小时前因呕吐咖啡色胃内容物,大便呈黑色柏油样,急诊入院。

【既往史】患者间断上腹部疼痛15年,常在饭后1～2小时发作,服"胃舒平""去痛片"等稍见缓解。近1年来,疼痛逐渐加剧并失去规律,3个月前出现持续胃痛、胃胀、呕吐,并有过柏油样大便。

【查体】患者较消瘦,面色苍白,四肢厥冷,血压80/50mmHg。左锁骨上多个淋巴结肿大、变硬。肝肋缘下3cm。

【影像学检查】B超:肝脏有多个大小不等的强回声团。胃肠透视:腹腔积液,胃小弯近幽门处有充盈缺损。

临床采用化疗和营养支持疗法。患者一直不能进食,逐渐消瘦、贫血、腹胀及腹水,并出现咯血、咳脓痰及呼吸困难等症状。X线显示肺部多发散在、界限清楚的圆形病灶,多靠近胸膜,病灶之间可见散在模糊片状阴影。经抗感染治疗无效,入院后2个月死亡。

【尸检】①身体极度消瘦,体重30kg。②左锁骨上淋巴结肿大。③腹水1500mL,呈橙红色、半透明状。④胃:胃小弯近幽门处有一椭圆形肿物,中央有一4cm×3cm的溃疡,溃疡边缘不规则隆起,呈火山口状,质地坚硬,切面呈灰白色,溃疡底部凹凸不平,有出血性坏死。镜下观:大量腺样细胞巢侵入黏膜下层、肌层及浆膜层,腺腔大小不一、形态不规则,可见腺体背靠背及共壁现象。细胞极向、层次紊乱,异型性明显,核分裂象多见,并可见病理性核分裂象。⑤肝脏:体积增大,表面及切面可见大小不一的灰白色结节,境界清楚。镜下观:结节为不规则腺样细胞巢,组织学形态与胃部病变相同。⑥肺:表面及切面可见多发散在的灰白色结节,境界尚清楚。镜下观:病变与胃部病变、肝脏内结节相同。双肺下叶还可见散在黄白色1cm左右的实变病灶,下叶背侧病灶较密集。镜下观:病灶内细支气管腔内存在大量中性粒细胞及坏死渗出物,上皮细胞有坏死脱落,细支气管周围肺泡腔有中性粒细胞及液体渗出。⑦淋巴结:肠系膜、大网膜及锁骨上等处淋巴结肿大、变硬,切面灰白色。镜下观:病变与胃部病变、肝脏内结节相同。⑧卵巢:双侧均有多数灰白色大小不等的结节,镜下观:病变与胃部病变、肝脏内结节相同。

讨论

1. 该患者的诊断是什么?死亡原因是什么?

2. 肿瘤对机体的危害有哪些?

3. 肿瘤的转移方式有哪些?这些转移方式在该病例表现为哪些方面?

第八章　肝胆疾病

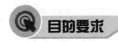目的要求

1.掌握:肝脂肪变性、慢性肝淤血的病理变化;病毒性肝炎的基本病理变化、临床病理类型及各型病变特点;肝硬化的病理变化及临床病理联系;原发性肝癌的病理分型及转移癌特点;正确描述肝硬化、肝癌的肉眼病变特点和肝炎、肝硬化、肝细胞癌的镜下病变特点。

2.熟悉:急性重型肝炎和亚急性重型肝炎的病变特点。

3.了解:脂肪性肝病的病变特点;慢性肝炎的分级。

4.知识拓展:丙型肝炎的病变特点及其治疗原则。

一、知识要点

(一)肝脂肪变性

肉眼观:肝脏体积增大,包膜紧张,颜色淡黄,边缘钝圆,质软,切面有油腻感。

镜下观:在 HE 染色的切片上,肝细胞胞质内可见大小不等的球形空泡,有些大空泡充满整个细胞而将胞核挤向一侧。

肝脂肪变性的分布与原因:①小叶中央区脂肪变性明显,多见于肝淤血。②小叶周边区脂肪变性明显,多见于中毒。

(二)慢性肝淤血

肉眼观:肝体积增大,重量增加,质较实,表面及切面有红黄相间的网络状花纹,称槟榔肝。

镜下观:肝小叶中央静脉及周围肝窦扩张淤血;小叶中央部肝细胞受压萎缩,甚至消失,小叶周边部肝细胞脂肪变性;长期淤血,纤维组织增生,致淤血性肝硬化。

（三）病毒性肝炎

1.基本病理变化

（1）肝细胞变性：①细胞水肿，可见胞质疏松化、气球样变。②嗜酸性变。

（2）肝细胞坏死：①溶解性坏死，可见点状坏死、碎片状坏死、桥接坏死、大片状坏死。a.点状坏死：指肝小叶内单个或数个肝细胞的溶解坏死。b.碎片状坏死：指肝小叶周边界板处肝细胞的灶状坏死。c.桥接坏死：指肝中央静脉与门管区之间，或两个中央静脉之间，或门管区之间出现的相互连接的条带状坏死灶。d.大片状坏死：指几乎累及整个肝小叶的大范围坏死。

②嗜酸性坏死，属于细胞凋亡，形成嗜酸性小体。

（3）炎细胞浸润：主要为淋巴细胞和单核细胞浸润。

（4）肝细胞再生：若坏死严重，网状支架塌陷，肝细胞则呈结节状再生。

（5）间质反应性增生和小胆管增生。

2.临床病理类型

病毒性肝炎的临床病理类型及病变特点见表8－1。

表8－1　病毒性肝炎的临床病理类型及病变特点

类型			肉眼观	镜下观
普通型	急性		肝脏肿大，质较软，表面光滑	肝细胞广泛变性（胞质疏松、气球样变），坏死轻微
	慢性	轻度	肝脏轻度肿胀，表面光滑	坏死轻微，门管区慢性炎细胞浸润
		中度	肝脏切面可见少量散在灰白色结节形成	中度碎片状坏死，并出现特征性的桥接坏死
		重度	肝脏切面可见明显灰白色结节形成	重度的碎片状坏死与大范围的桥接坏死
重型	急性		肝脏体积明显缩小，质软，被膜皱缩，切面呈黄色或红色，称为急性黄色或红色肝萎缩	肝细胞出现弥漫性大片状坏死，无结节状再生
	亚急性		肝脏体积缩小，表面包膜皱缩不平，质地软硬程度不一，部分区域呈大小不一的结节状	肝细胞既有大片状坏死，又有结节状再生

（四）门脉性肝硬化

1.病理变化

肉眼观:晚期肝脏体积变小,重量减轻,表面和切面可见直径0.1～0.5cm的小结节,结节间为灰白色纤维结缔组织。

镜下观:正常的肝小叶结构破坏,由广泛增生的纤维组织将原来的肝小叶重新分割包绕,并形成圆形或椭圆形的肝细胞团,即假小叶。

思考:病毒性肝炎与门脉性肝硬化之间的关系如何？假小叶与正常肝小叶比较有何区别？

2.临床表现

(1)门脉高压症:①慢性淤血性脾肿大,常继发脾功能亢进,使血细胞和血小板破坏增多。②腹水,为漏出液,常由门静脉高压、低蛋白血症,醛固酮、抗利尿激素水平升高,淋巴液生成增多导致回流障碍引起。③侧支循环形成:a.食管下段静脉丛曲张,可引起上消化道大出血;b.脐周浅静脉曲张,形成"海蛇头"现象;c.直肠静脉丛曲张,形成痔核,可引起便血。④胃肠淤血、水肿:可引起消化功能障碍,出现食欲缺乏、腹胀等。

(2)肝功能障碍:①蛋白质合成障碍,使白蛋白减少,白蛋白与球蛋白比值下降。②出血倾向,表现为皮肤、黏膜或皮下出血,主要与肝脏合成凝血因子减少,以及脾功能亢进有关。③对雌激素的灭活作用减弱,可形成肝掌、蜘蛛痣。④肝性脑病(肝昏迷),是肝硬化最严重的并发症和主要死亡原因之一。

（五）坏死后性肝硬化

肉眼观:肝脏体积缩小,重量减轻,质地变硬。表面和切面可见大小不等的结节,直径多超过1cm,最大者直径可达6cm。切面可见结节之间的纤维间隔增宽,厚薄不均。

镜下观:正常肝小叶的结构被破坏,代之以大小不等、形状不一的假小叶。假小叶内的肝细胞有不同程度的变性、坏死和胆色素沉着。纤维间隔较宽,其内有炎细胞浸润及小胆管增生。

（六）原发性肝癌

1.早期肝癌(小肝癌)

早期肝癌指单个癌结节最大直径<3cm,或两个癌结节合计最大直径<3cm的原发

性肝癌。

2.晚期肝癌

肉眼观:巨块型、弥漫型、多结节型。

镜下观:肝细胞癌,最多见,此外还有胆管细胞癌、混合细胞型肝癌。

(七)慢性胆囊炎、胆结石

1.慢性胆囊炎

胆囊壁增厚,黏膜多发生萎缩,天鹅绒外观消失。

2.胆结石

混合性胆石最多见,结石多为多面体,呈多种颜色,外层常很硬。

(八)胰腺炎

临床常见胰腺炎的类型及病变特点见表 8 - 2。

表 8 - 2　胰腺炎的类型及病变特点

类型	肉眼观	镜下观
急性水肿性胰腺炎	胰腺肿大、质地坚硬,呈淡灰色或淡红色	胰腺间质充血、水肿,中性粒细胞、单核细胞浸润
急性出血性胰腺炎	胰腺肿大,质软,呈暗红色,小叶结构模糊,光泽消失。在胰腺及其邻近的脂肪组织中,有散的黄白色斑点状或小块状的脂肪坏死灶	胰腺组织呈大片凝固性坏死,小血管壁坏死,间质内可见大量红细胞,坏死灶周围有中性粒细胞浸润
慢性胰腺炎	胰腺呈结节状,质地坚硬。切面可见间质中纤维组织增生,胰管扩张,管腔内偶见结石形成。有时胰腺组织坏死液化,被纤维组织包绕形成假囊肿	胰腺腺泡和胰岛有不同程度的萎缩、消失,间质内有大量纤维组织增生,并有淋巴细胞和浆细胞浸润

(九)胰腺癌

胰腺癌多见于胰头部。

肉眼观:呈灰白色,硬性结节突出于胰腺表面,有的癌组织弥漫浸润与邻近胰腺组织分界不清。

镜下观:可分为导管腺癌(常见)、囊腺癌、黏液癌、实性癌等。

二、大体标本

(一)肝脂肪变性(脂肪肝)

肝脏表面光滑,切面与表面颜色淡黄,质细腻,切面边缘圆钝(图8-1)。

注意:此标本为先固定后切开制作而成,故因肝脏肿大而被膜紧张,切面边缘隆起、外翻等不明显。

思考:肝脏脂肪变性的原因是什么?其结局如何?

(二)慢性肝淤血

肝脏体积略增大,表面光滑,表面及切面均见暗红色与黄白色相间的条纹,似中药槟榔,故名"槟榔肝"(图8-2)。

思考:槟榔肝的形成原因是什么?

(三)重度慢性肝炎

肝大,包膜紧张,表面光滑。切面可见散在的灰白色的肝细胞再生结节。

(四)急性重型肝炎

肝体积明显缩小,质软,被膜皱缩。切面呈灰黄色,即急性黄色肝萎缩。

(五)亚急性重型肝炎

肝体积缩小不明显,表面不光滑。切面呈黄绿色,可见多数大小不等的结节和散在的坏死区,质地变硬(图8-3)。

(六)门脉性肝硬化

肝体积变小,表面有多数结节状突起,大小较一致,直径约0.8cm。切面见肝正常结构消失,被结节所代替,结节周围有较窄的灰白色纤维结缔组织包绕(图8-4)。

(七)肝硬化合并肝癌

在门脉性肝硬化基础上,形成多结节型肝癌,癌结节呈圆形或椭圆形,大小不等,并互相融合形成一个较大的结节,直径6~7cm,切面可见坏死、出血(图8-5)。

（八）食道静脉曲张

食道下端可见弯弯曲曲的静脉血管,明显突出于黏膜表面。

（九）多结节型肝癌

肝脏切面可见多个圆形或椭圆形且大小不等的肿瘤结节,散在分布（图8-6）。

三、组织切片

（一）肝脂肪变性

低倍镜下观:肝小叶结构尚可分辨,肝细胞体积增大使肝窦变窄,肝细胞内可见大小不等的空泡。

高倍镜下观:部分肝细胞内可见大小不等的圆形空泡（脂滴）,界限清楚,细胞核可被挤压至细胞一侧,形似脂肪细胞（图8-7）。

诊断要点:肝细胞胞质中出现圆形、界清的空泡。

思考:用哪种特殊染色可使脂肪着色?

（二）慢性肝淤血

高倍镜下观:中央静脉及其周围肝血窦扩张、充满红细胞,近中央静脉的肝细胞萎缩甚至消失（图8-8）。肝小叶边缘的肝细胞可有水肿和脂肪变性。

诊断要点:中央静脉及肝窦扩张、充血。

思考:这种肝脏在肉眼观察时有何特点?

（三）重度慢性肝炎

低倍镜下观:肝细胞变性坏死较广泛,肝小叶内有灶状坏死或条带状坏死。

高倍镜下观:肝小叶界板的肝细胞呈碎片状坏死;小叶中央静脉与汇管区之间或两个中央静脉之间出现肝细胞坏死带,即桥接坏死,坏死灶内见较多慢性炎细胞浸润（图8-9）。

诊断要点:观察慢性肝炎坏死的特点。

思考:什么是碎片状坏死、桥接坏死?

（四）急性重型肝炎

低倍镜下观：肝组织呈现大片坏死，累及肝小叶大部，仅小叶边缘残存少量肝细胞；小叶内及汇管区有较多炎细胞浸润；肝窦扩张充血、出血，无再生结节（图8-10）。

高倍镜下观：肝索解离，肝细胞溶解，呈现弥漫的大片坏死；浸润的炎细胞主要是淋巴细胞和单核细胞。

诊断要点：肝组织大片坏死；残存肝细胞再生不明显；肝窦显著扩张充血、出血。

（五）亚急性重型肝炎

低倍镜下观：肝细胞亚大块坏死，再生的肝细胞呈结节状，纤维组织增生。

高倍镜下观：坏死和结节状再生均明显。坏死灶内有大量炎细胞浸润，小叶周边部可见增生的小胆管。

诊断要点：肝细胞亚大块坏死和结节状再生同时存在。

（六）门脉性肝硬化

低倍镜下观：正常肝小叶的结构被破坏，广泛增生的纤维组织分割原来的肝小叶，分割包绕成大小不等的圆形或类圆形的肝细胞团，即假小叶形成（图8-11）。

高倍镜下观：假小叶内肝细胞排列紊乱，可有变性、坏死和再生的肝细胞及淤胆现象。

诊断要点：观察假小叶与正常肝小叶的区别。

假小叶的特点如下：

（1）假小叶大小不等，呈圆形或类圆形，肝索失去放射状排列。

（2）假小叶内中央静脉缺如、偏位或数量增多。

（3）假小叶中的肝细胞可有变性、坏死或再生现象。

（4）假小叶被较薄的结缔组织所包绕，在增生的结缔组织中可见新生的小胆管及淋巴细胞等浸润。

（七）肝细胞癌

低倍镜下观：癌组织呈腺管状或条索状排列，癌巢与癌巢之间有丰富的血窦样腔隙，间质少（图8-12）。

高倍镜下观：癌细胞大小、形态不一，有些分化好的癌细胞似肝细胞。

诊断要点：癌组织呈腺管状、条索状排列，细胞大小形态不一。

（八）慢性胆囊炎

见"第三章　炎症"相关内容及图3-18。

四、病例讨论

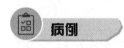

患者，男，57岁，农民。水肿、腹胀3个月，加重一周入院。近3个月来，患者经常牙龈出血，全身消瘦，腹部逐渐膨胀，大便溏泻，每日3或4次，小便量少而黄。一周前因饮酒，腹胀加重。

【既往史】患者常年嗜酒，8年前因反复厌油、纳差、乏力伴黄疸，就医后诊断为肝炎。屡经治疗，余无其他疾病。近2年来，上述症状复发、加重，并有下肢水肿、全身疲乏，不能参加劳动。

【查体】营养差、消瘦、面色灰暗、皮肤及巩膜黄染，颈部及前胸有5个蜘蛛痣，手掌的大小鱼际和指端有红斑（肝掌）。心、肺未见明显异常。腹部膨隆，腹围113cm，蛙腹状，腹壁静脉明显可见，肝肋缘下未触及，脾大，在左肋缘下3.0cm，中等硬度。双下肢有凹陷性水肿。

【实验室检查】①血常规：红细胞 1.89×10^{12}/L，血红蛋白70g/L。②肝功能及血生化检查：HBsAg（+），HBeAg（+），HBcAb（+）；谷丙转氨酶102U/L（正常值为0～40U/L），黄疸指数18单位，总胆红素20.1μmol/L；血清总蛋白52.3g/L（正常值为60～80g/L），白蛋白24.2g/L（正常值为40～55g/L），球蛋白28.1g/L（正常值为20～30g/L），白蛋白与球蛋白比值0.86（正常值为1.5～2.5∶1）。③腹水检查：呈黄色、透明，比重1.012；细胞数 57.1×10^{6}/L，蛋白质14.3 g/L，Rivalta试验（-），细菌培养（-）。

【影像学检查】X线食管静脉造影：食管下1/3有静脉曲张。

【临床诊断】肝硬化（失代偿期）。

1. 你是否同意对本病例的诊断？为什么？
2. 分析本病例疾病的发生、发展过程。
3. 本病例肝脏可能出现哪些大体和镜下改变？
4. 患者为什么会出现食管下段静脉曲张？
5. 解释患者为什么经常牙龈出血？

第九章　肾与膀胱疾病

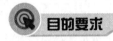 **目的要求**

1. 掌握：原发性肾小球疾病和肾盂肾炎的病变特点及临床病理联系；肾细胞癌和膀胱癌的肉眼和组织学分型及病变特点。正确识别和描述新月体性肾小球肾炎、慢性肾小球肾炎、慢性肾盂肾炎、肾细胞癌、膀胱癌的肉眼和镜下病变特点。

2. 了解：肾母细胞瘤的病理和临床特征。

一、知识要点

（一）肾小球肾炎

肾小球肾炎的类型及病变特点见表9－1。

表9－1　肾小球肾炎的类型及病变特点

类型	肉眼观	光镜观	电镜观	临床表现
急性（弥漫性毛细血管内增生性）肾小球肾炎	大红肾、蚤咬肾	肾小球体积大，弥漫性系膜细胞和毛细血管内皮细胞增生	上皮下有"驼峰状"沉积物	急性肾炎综合征：蛋白尿、血尿、管型尿，少尿、无尿，水肿，高血压
急进性（弥漫性新月体性）肾小球肾炎	肾体积增大、苍白、点状出血	大部分球囊壁层上皮细胞在球囊内毛细血管丛周围增生、堆积，呈新月形或环形，即新月体	基膜增厚或变薄，裂孔及缺损，电子致密物沉积	急进性肾炎综合征：血尿、蛋白尿，少尿、无尿，氮质血症，肾衰竭
局灶性阶段性肾小球硬化	—	局灶性分布，病变区系膜基质增多，基质塌陷。免疫荧光示病变区有 IgM 和 C3 沉积	弥漫性脏层上皮细胞足突消失，部分上皮细胞从肾小球基膜剥离	肾病综合征：血尿、非选择性蛋白尿

类型	肉眼观	光镜观	电镜观	临床表现
弥漫性膜性肾小球肾炎（膜性肾病）	肾肿大、色苍白、皮质增宽，晚期体积缩小，呈颗粒状	肾小球毛细血管壁弥漫性增厚、银染，可见钉突状沉积物，形如梳齿	上皮细胞下有电子致密物沉积，基底膜增厚，沉积物溶解呈"虫蚀状"	本病是成人肾病综合征的最常见原因；肾病综合征表现为大量蛋白尿（非选择性）、低蛋白血症、高胆固醇血症、严重水肿
轻微病变性肾小球肾炎（脂性肾病）	肾体积大、肿胀、色苍白，切面可见黄色条纹	肾小球无明显变化，或有轻度节段性系膜增生	足细胞足突消失，基膜轻度不规则增厚	本病多见于儿童，预后好，是儿童肾病综合征的最常见原因；肾病综合征表现为蛋白尿（选择性）、水肿
膜性增生性肾小球肾炎	—	肾小球基膜增厚、肾小球基膜增生和系膜基质增多。六胺银和 PAS 染色显示增厚的基膜呈"双轨状"	Ⅰ型：系膜区和内皮细胞下出现电子致密物沉积；Ⅱ型：基膜有大量块状高密度沉积物	肾病综合征表现为血尿、蛋白尿
弥漫性系膜增生性肾小球肾炎	—	肾小球系膜细胞及系膜基质增多	系膜内电子致密物沉积	无症状性血尿、蛋白尿或肾病综合征
IgA 肾病（Berger 病）	—	免疫荧光显示系膜区有 IgA 沉积	系膜区有电子致密沉积物	反复发作的镜下或肉眼血尿
弥漫性硬化性肾小球肾炎	颗粒固缩肾。表现为双肾对称性缩小、苍白、质地坚硬，表面布满细小颗粒	①大量肾小球纤维化、玻璃样变性，相应肾小管萎缩，消失；②残留的肾单位代偿性肥大；③病变肾小球呈集中趋势；④间质纤维组织大量增生、慢性炎细胞浸润，小动脉壁增厚	如原有病变仍在活动，就有相应的病变	本病是各种类型肾小球肾炎发展到晚期的结果（终末期肾）；慢性肾炎综合征表现为多尿、夜尿、低比重尿、持续高血压、氮质血症、肾功能不全、贫血

(二)肾盂肾炎

(1)肾盂和肾间质的感染性化脓性炎,常为大肠杆菌感染,以女性多见。

(2)感染途径:包括血源性感染(全身脓毒血症的一部分),上行性感染(下尿路感染引起,医源性因素)多见。

(3)肾盂肾炎分为急性和慢性两型,其病变特点见表9-2。

表9-2　急性肾盂肾炎和慢性肾盂肾炎的病变特点

类型	肉眼观	镜下观	临床表现
急性肾盂肾炎	①肾肿大、充血、质软,有大小不等的急性脓肿;②切面:髓质内有黄色条纹;③肾盂黏膜增厚、充血,有脓性渗出物	①上行性感染:肾盂黏膜充血,大量中性粒细胞浸润,肾间质脓肿形成;②血源性感染:肾组织内可见多数散在的小脓肿,皮质病变明显	脓尿、菌尿,膀胱刺激征、血尿、腰痛、全身感染症状
慢性肾盂肾炎	①双肾病变不对称,分布不均匀;②肾体积缩小、质地坚硬;③表面粗大、不规则凹陷性瘢痕;④切面:皮、髓质分界不清;肾乳头萎缩、肾盂肾盏变形,黏膜增厚、粗糙	①分布不规则的间质纤维化和慢性炎细胞浸润;②肾小球囊周围层状纤维化;③肾小管萎缩、部分扩张,腔内有胶样管型,状似甲状腺滤泡;④慢性炎症急性发作的表现	菌尿、蛋白尿、脓尿、多尿、夜尿、电解质紊乱、高血压

(三)肾和膀胱常见肿瘤

1.肾细胞癌

肾细胞癌起源于肾小管上皮细胞,又称肾腺癌或肾癌。

肉眼观:多见于肾脏上、下两极,以上极更为常见。肿瘤常为单个圆形结节,切面呈红、黄、灰、白的多彩状,界限清楚,可有假包膜形成。

镜下观:其组织学类型可分为透明细胞癌、乳头状癌和嫌色细胞癌。

2.膀胱尿路上皮癌

膀胱尿路上皮癌好发于膀胱侧壁和三角区近输尿管开口处,为单个或多灶,多为乳头状,也可呈扁平斑块状。镜下分为低级别或高级别尿路上皮乳头状癌。

(四)肾母细胞瘤

肾母细胞瘤,又称 Wilm's 瘤,起源于后肾胚基组织,多为散发性,为儿童期肾脏最常见的恶性肿瘤,偶见于成人。

肉眼观:肿瘤常为单个实性肿物,体积较大,边界清楚,可有假包膜形成。少数病例为双侧和多灶性,质软,切面呈鱼肉状、灰白或灰红色,可有灶状出血、坏死或囊性变。

镜下观:肿瘤具有肾脏不同发育阶段的组织学结构,细胞成分包括间叶组织的细胞、上皮样细胞和幼稚细胞三种。间叶细胞多为纤维性或黏液性,细胞较小,呈梭形或星状,可出现横纹肌、软骨、骨或脂肪等分化。上皮样细胞体积小,呈圆形、多边形或立方形,可形成小管或小球样结构,并可出现鳞状上皮分化。胚基幼稚细胞为小圆形或卵圆形原始细胞,胞质少。

肾母细胞瘤临床主要表现为腹部肿块、肠梗阻和高血压等症状。肿瘤可蔓延侵犯周围组织,并可较早出现肺等脏器的转移。

二、大体标本

(一)急性弥漫增生性肾小球肾炎

肾体积明显肿大,包膜紧张,表面光滑,颜色较红(固定后颜色发黑)即"大红肾"(图9-1)。

(二)慢性肾小球肾炎(颗粒固缩肾)

肾体积缩小,质地坚硬,肾包膜已被部分剥离,肾表面呈不规则的细颗粒状(图9-2)。切面肾皮质变薄,皮、髓质界限不清,肾盂脂肪组织增多填充(图9-3)。

思考:为什么肾表面呈细颗粒状?

(三)急性肾盂肾炎

肾体积增大,血管扩张充血,表面可见脓肿形成。切面可见由髓质向皮质延伸的黄色条纹病灶,肾盂黏膜充血、水肿及脓性渗出物形成(图9-4)。

(四)慢性肾盂肾炎

肾脏体积缩小,表面出现大的凹陷性瘢痕并与肾被膜粘连(图9-5)。切面可见肾皮、髓质界限不清,肾乳头萎缩,肾盂、肾盏变形;肾盂黏膜粗糙。

思考:慢性肾小球肾炎与慢性肾盂肾炎有哪些区别?

(五)肾细胞癌

肾组织切面可见一灰白色、圆形结节,界限清楚,有假包膜形成(图9-6)。

（六）膀胱癌

见"第四章　肿瘤"相关内容及图 4－10。

三、组织切片

（一）新月体性肾小球肾炎

低倍镜下观：多数肾小球可见到新月体或环形体形成。

高倍镜下观：可见肾球囊壁层上皮细胞高度增生成多层，状如新月（图 9－7）。严重者包绕整个血管丛，构成环形体，伴单核细胞浸润。

诊断要点：大部分肾小球可见到新月体形成，新月体由增生的肾球囊壁层上皮细胞和渗出的单核细胞构成。

（二）慢性肾小球肾炎

低倍镜下观：大量肾小球纤维化和玻璃样变性，相应的肾小管萎缩、消失。病变肾小球呈相互集中辐辏现象（图 9－8）。残存的肾单位代偿性肥大，表现为肾小球体积增大，周围肾小管扩张，上皮细胞呈高柱状，并在扩张的肾小管管腔内常可见到各种管型（图 9－9）。间质纤维组织增生，淋巴细胞浸润，有时可见部分小动脉管壁增厚。

诊断要点：肾小球纤维化、玻璃样变性，呈集中现象。

思考：1. 高倍镜下观察肾小管上皮细胞是否有细胞水肿的变化？

2. 用镜下改变解释颗粒固缩肾的形成。

（三）慢性肾盂肾炎

低倍镜下观：部分肾小管萎缩、消失，部分肾小管扩张。间质大量纤维组织增生，伴有淋巴细胞、浆细胞等浸润（图 9－10）。在皮质处还可见到几个脓肿，部分肾小管上皮细胞被破坏，管腔内有脓细胞。

高倍镜下观：肾球囊囊壁及周围呈同心层状纤维化。

诊断要点：肾球囊囊壁及周围呈同心层状纤维化，以及慢性炎症急性发作的表现。

（四）肾透明细胞癌

低倍镜下观：癌细胞排列呈团块状、条索状或腺样，间质具有丰富的毛细血管和血窦。

高倍镜下观：肿瘤细胞体积较大，呈圆形或多边形，胞质丰富，透明或颗粒状，核居中（图 9－11）。

诊断要点：肿瘤细胞体大，胞质丰富透明，核居中。

四、病例讨论

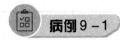

患者,女,28 岁,已婚。恶寒、发热 6 天,腰酸、腰痛、尿频、尿急、尿痛 3 天入院。3 天前自觉腰部酸痛难受,排尿次数增多,每天多达 20 次左右,尿频、尿急、尿痛症状明显。

【既往史】半年前曾有"膀胱炎"病史,出院后,每日小便次数比往日增多,无尿痛。

【查体】体温 40℃,脉搏 135 次/分,呼吸 25 次/分,血压 135/75mmHg。心、肺无异常,肝、脾未触及,右肾区(脊肋角)有明显叩击痛。

【实验室检查】①血常规:白细胞 17×10^9/L,中性粒细胞 85%,淋巴细胞 15%。②尿常规检查:尿蛋白(+),红细胞(+),白细胞(+++),出现白细胞管型。③早晨中段尿培养有大肠杆菌生长,菌落计数 11×10^4/mL。

入院后给予抗生素治疗,10 天后痊愈出院。

1. 本病例患者所患何病? 其诊断依据是什么?

2. 试分析膀胱炎与本次发病有何关系?

3. 本病例尿检发现白细胞管型,为什么?

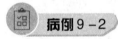

患者,女,8 岁。全身浮肿、尿少 6 天入院。患者 6 天前发现两侧眼睑开始出现轻度浮肿,以后逐渐加重,遍及颜面、四肢及全身,并伴有尿量减少。

【既往史】患者半月前曾有咽喉痛病史。

【查体】血压 150/91mmHg,咽部红肿,全身浮肿。

【实验室检查】尿量少,尿蛋白(++),尿红细胞(++),透明管型(+),颗粒管型(+)。

【病理检查】肾脏穿刺见肾小球体积增大,肾小球内细胞数目增多(毛细血管内皮细胞和系膜细胞肿胀增生,中性粒细胞浸润)。肾间质血管扩张、充血,炎细胞浸润。

入院 3 周后经治疗血压恢复正常,尿无异常,浮肿消退出院。

1. 本病例患者患的是什么病? 其诊断依据是什么?

2. 运用病理学知识解释为什么患者会出现尿量变化、水肿和高血压等临床表现?

第十章 子宫、乳腺与前列腺疾病

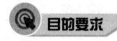 **目的要求**

1. 掌握：上皮内瘤变、子宫颈癌、葡萄胎、侵蚀性葡萄胎和绒毛膜癌的病变特点、转移方式及临床病理联系。

2. 熟悉：乳腺癌的常见组织学类型；子宫体癌、慢性子宫颈炎和子宫平滑肌瘤的病变特点。

3. 了解：子宫颈癌的扩散、转移及其后果；乳腺癌的分子亚型及其与治疗和预后的关系。

一、知识要点

（一）子宫颈疾病

1. 慢性子宫颈炎

慢性子宫颈炎一般在临床上表现为宫颈息肉、纳博特囊肿、宫颈糜烂和宫颈肥大。

2. 子宫颈癌

子宫颈癌是女性生殖系统最常见的恶性肿瘤之一，好发于子宫颈鳞状上皮和柱状上皮交界处，肉眼分为四型：①糜烂型，易误诊；②外生型；③内生型，易漏诊；④溃疡型。子宫颈癌在组织学上大多为鳞癌，少数为腺癌。

子宫颈上皮内瘤变（CIN）是子宫颈上皮非典型增生和原位癌的总称，根据病变程度的不同，可分为三级。①CIN Ⅰ：相当于轻度非典型增生；②CIN Ⅱ：相当于中度非典型增生；③CIN Ⅲ：相当于重度非典型增生和原位癌。

各类型子宫颈病变特点的比较见表 10 - 1。

表 10 - 1   子宫颈病变特点的比较

病变类型	病变性质	组织学特点
CIN Ⅰ 轻度非典型增生	常见于慢性炎时,恶变率低,预后好	异型细胞限于上皮层下部的 1/3 区
CIN Ⅱ 中度非典型增生	可发展为重度非典型增生	异型细胞占上皮层上部的 2/3
CIN Ⅲ 重度非典型增生	较易于恶变成子宫颈癌	异型细胞超过全层的 2/3
CIN Ⅲ 子宫颈原位癌	可长期不发生浸润,易治疗,预后好	异型细胞占上皮全层,但未突破基底膜
早期浸润癌	比浸润癌易治疗,预后较好	浸润深度不超过基底膜下 5mm
浸润癌	癌的较晚期阶段	浸润深度超过基底膜下 5mm

(二)子宫体疾病

1. 子宫内膜异位症

子宫内膜异位症是指子宫内膜腺体和间质出现在正常子宫内膜以外的部位,卵巢最多见,约占 80%,可见巧克力囊肿;在子宫可发生子宫腺肌病。

2. 子宫内膜增生症

子宫内膜增生症的类型及病变特点见表 10 - 2。

表 10 - 2   子宫内膜增生症的类型及病变特点

类型	腺体	间质	癌变率
单纯性增生（囊性增生）	数量增加、扩张成小囊,形态排列似增生期子宫内膜	较多	1%
复杂型增生（腺瘤性增生）	腺体增生拥挤,结构复杂不规则	明显减少	3%
非典型增生	腺体显著拥挤,出现背靠背现象。上皮极性紊乱,伴有异型性	极少	1/3 五年内癌变

3. 子宫平滑肌肿瘤

(1)子宫平滑肌肿瘤是女性生殖系统最常见的肿瘤,30 岁以上妇女的发病率高达 75%。

(2)多数肿瘤发生于子宫平滑肌层,根据位置可分为黏膜下、肌壁间和浆膜下肌瘤,小者仅镜下可见,大者可超过 30cm;可单发或多发。

肉眼观:瘤表面光滑、界清,无包膜。切面呈灰白色,质韧,呈编织状或旋涡状。

镜下观:瘤细胞与正常子宫平滑细胞相似,呈梭形、束状或旋涡状排列,质红染,核呈长杆状,两端钝圆;肿瘤与周围正常平滑肌界限清楚。平滑肌瘤极少恶变。

4. 子宫内膜癌

绝大多数子宫内膜癌为子宫内膜样腺癌。

(三)滋养层细胞疾病

1. 葡萄胎

肉眼观:绒毛肿大,形成大小不一的水泡样结构,充满子宫腔,故又称水泡状胎块。

镜下观:表现为滋养层细胞不同程度增生、间质高度水肿和间质内血管消失。

2. 侵蚀性葡萄胎

肉眼观:病变的水泡状绒毛侵入肌层,引起组织破坏,并能随血流到达其他器官,但不能真正形成转移瘤。

镜下观:滋养层细胞增生,异型性明显,故亦称恶性葡萄胎。

3. 绒毛膜癌

绒毛膜癌是由滋养层细胞发生的恶性肿瘤,多继发于葡萄胎之后。常早期血行转移,其中以肺转移最常见。

肉眼观:呈现为暗红色、浸润性生长、明显出血、坏死的结节状瘤体。

镜下观:瘤细胞为片状增生、分化不良的两种滋养层细胞,不形成绒毛结构,肿瘤无间质,有广泛出血性坏死。

各类型滋养层细胞疾病特点的比较见表 10 - 3。

表 10 - 3　滋养层细胞疾病的类型及病变特点比较

类型	滋养层细胞增生和异型性程度	有无绒毛形成	有无局部浸润	有无远方转移
良性葡萄胎	一般较轻	有	无	无
侵蚀性葡萄胎	比良性葡萄胎明显	有	有	可发生
绒毛膜癌	非常明显	无	有	易发生,常见于肺

思考:绒毛膜癌的主要转移途径是什么? 为什么?

(四)乳腺疾病

乳腺癌是女性最常发生的癌瘤,半数以上发生于乳腺外上象限,淋巴道转移是最常见的转移途径,首先转移至同侧腋窝淋巴结。

乳腺癌的分类及病变特点见表 10 - 4。

表 10 - 4　乳腺癌分类及病变特点

根据是否浸润分类	根据癌变部位和性质分类	病变特点
非浸润性癌	导管内原位癌(导管上皮内瘤变)	癌细胞局限于扩张的导管内,导管基底膜完整
	小叶原位癌(小叶性上皮内瘤变)	癌细胞充满扩张的乳腺小叶末梢导管和腺泡内,未突破基底膜
浸润性癌	浸润性导管癌,最常见	肉眼观:肿瘤呈灰白色、质地坚硬,无包膜,活动度差,可有乳头下陷、橘皮样外观; 镜下观:纤维间质中癌细胞呈巢状或条索状浸润
	浸润性小叶癌	癌细胞明显侵入小叶间质,呈单行排列或围绕正常导管呈同心圆浸润,似靶环状
	特殊类型,如佩吉特病	肉眼观:乳头和乳晕可见渗出和浅表溃疡; 镜下观:表皮内可见大而异型、胞质透亮的肿瘤细胞

浸润性导管癌根据癌实质和间质的多少不同,又可分为单纯癌、硬癌和不典型髓样癌。

思考:浸润性导管癌镜下分为单纯癌、硬癌、不典型髓样癌的依据是什么?

(五)前列腺疾病

前列腺增生症与前列腺癌的病变特点见表 10 - 5。

表 10 - 5　前列腺增生症与前列腺癌的病变特点

病变特点	前列腺增生症	前列腺癌
发生部位	发生在前列腺内区	多发生于前列腺周围区
肉眼观	结节呈灰白色或淡黄色,有蜂窝状腔隙,与正常组织界限不清	结节呈灰白色,质地坚硬,与周围前列腺组织界限不清
镜下观	纤维、平滑肌、腺体增生,无异型性	多为分化好的腺癌,外层基底细胞缺如,癌细胞核仁增大

二、大体标本

(一)子宫颈癌(内生浸润型)

子宫颈弥漫肥大,切面呈灰白色,与慢性子宫颈炎的子宫颈肥大不易区分,易漏诊(图 10 - 1)。

（二）子宫平滑肌瘤

子宫平滑肌瘤可单发或多发见"第四章 肿瘤"相关内容及图4-13。

（三）葡萄胎

绒毛普遍高度水肿,形成大量成串的半透明的薄壁囊泡,似葡萄(图10-2)。

思考:根据葡萄胎的病理变化分析其临床表现。

（四）乳腺纤维腺瘤

见"第四章 肿瘤"相关内容及图4-2,图4-3。

（五）乳腺癌

见"第四章 肿瘤"相关内容及图4-7,图4-8。

思考:1. 如何鉴别乳腺癌与乳腺纤维腺瘤?

2. 乳腺癌为什么皮肤会出现橘皮样外观,以及乳头回缩、下陷现象?

（六）前列腺增生症

见"第一章 细胞和组织的适应、损伤与修复"相关内容及图1-7。

三、组织切片

（一）葡萄胎

低倍镜下观:胎盘绒毛肿大,绒毛间质高度水肿,并形成水泡。

高倍镜下观:绒毛间质高度水肿;间质内血管减少或消失;绒毛表面细胞滋养层细胞和合体滋养层细胞增生活跃(图10-3)。细胞滋养层细胞胞质淡染,核圆形或椭圆形,细胞呈镶嵌样排列。合体滋养层细胞胞质红染,核大且多、深染不规则,细胞边界不清。

诊断要点:绒毛间质高度水肿,滋养层细胞增生,间质内血管减少或消失。

（二）绒毛膜癌

低倍镜下观:癌组织由两种细胞组成,不见绒毛,无间质和血管,侵入子宫平滑肌层,伴有大量出血、坏死和炎细胞浸润(图10-4)。

高倍镜下观:一种癌细胞和细胞滋养层细胞相似,细胞界清,胞质丰富淡染,核大且圆,呈空泡状,核膜厚。另一种癌细胞与合体滋养层细胞相似,体大,形态不规则,胞质丰富、红染,核呈长椭圆形、深染。两种细胞多少不等,彼此紧密镶嵌,组成不规则的团块或条索。

诊断要点:增生呈片及分化不良的滋养层细胞异型性明显,侵入肌层和血管,癌组织无间质、无绒毛,常广泛出血。

(三)乳腺纤维腺瘤

见"第四章 肿瘤"相关内容及图 4 - 19。

(四)乳腺浸润性导管癌

低倍镜下观:癌细胞呈实性团块状或小条索状,浸润于纤维间质中,无腺腔结构形成。有的区域实质稍多于间质,有的区域实质与间质大致相等(图 10 - 5)。
高倍镜下观:癌细胞异型性明显。
诊断要点:癌细胞呈实性团块或条索状,为实体癌。

(五)前列腺增生症

见"第一章 细胞和组织的适应、损伤与修复"相关内容及图 1 - 16。

四、病例讨论

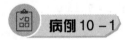

病例 10 - 1

患者,女,60 岁。1 年前出现不规则阴道出血及大量恶臭白带。半年前开始腹痛,有脓血便,量不多,每日 3 或 4 次,同时有里急后重感,无发热,食欲尚可。3 个月前,左下肢肿胀伴有腰骶部疼痛,小便正常,无咳嗽、咳痰。

【既往史】30 年前曾有结核病史。

【查体】血压 150/90mmHg,轻度贫血貌,体质消瘦,心肺未见异常。腹稍胀,下腹部有压痛,左侧腹股沟有一不规则肿块,固定不活动,下腹壁及左下肢水肿。肛门指检:直肠前壁可触及一稍硬且不规则的肿块,有压痛,指套带血。妇科检查:外阴水肿,阴道不规则狭窄,宫颈外口有一菜花状肿物突入阴道,并浸润阴道壁。

【实验室检查】①血常规:血红蛋白 85g/L,白细胞 5.6×10^9/L,中性粒细胞 72%,淋巴细胞 28%。②便常规:脓血便,红细胞(+ + +),脓细胞(+),白细胞(+ +)。③活检:病理报告为宫颈鳞状细胞癌。

讨论

1. 该患者应该诊断为什么病?

2.该患者脓血便的原因是什么？

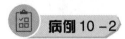 **病例 10-2**

患者,女,30岁,农民。近2个月来阴道不规则出血,时常有咳嗽、咯血、胸痛、头痛、抽搐等症状,伴全身乏力、食欲减退。昨日早晨起床后突感头痛,随即倒地,昏迷,瞳孔散大,呼吸、心跳停止。

【既往史】患者于1年前人工流产一次。

【尸检】①患者消瘦,呈贫血状,腹腔内血性液体约400mL,双侧胸腔中血性液体约100mL。②心脏:重320g,外膜光滑,未见增厚、粘连。③脾脏:重160g。④肝脏:重3200g,表面有数个直径1~2.5cm的出血性结节,结节中心出血性坏死,中心凹陷,形成癌脐,切面上见数个出血性结节,有融合。⑤肺:表面有1cm直径的结节伴出血、坏死。⑥肾脏:左、右两侧肾各120g,未见病变。⑦脑:表面有多个出血性病灶,直径1.5cm,脑组织水肿。⑧子宫:子宫后壁见直径3cm的出血性结节,质脆而软,浸润子宫肌层并穿破肌壁达浆膜,在子宫或盆腔也有不规则的出血肿块。⑨两侧卵巢上可见黄体囊肿。镜检各脏器的出血结节,主要由分化不良的细胞滋养层和合体滋养层两种瘤细胞组成,未见绒毛,无间质,出血明显。

 讨论

请对该患者作出病理诊断,并解释其临床表现。

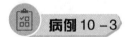 **病例 10-3**

患者,女,47岁。半年前左乳发现一个小肿块,质地坚硬。近2个月来,肿块增大迅速,自觉疼痛,遂前来医院就诊。

【查体】左乳外上象限可触及一个大小约为2cm×2cm的肿块,不活动,质地坚硬。肿块表面的皮肤微凹,乳头微下陷,同侧2个腋窝淋巴结肿大,予手术切除。

术中发现肿块与周围组织分解不清,边缘不整,带有黄白色条纹,呈放射状伸入邻近的纤维脂肪组织内。病理诊断报告:乳腺单纯癌;雌、孕激素受体阴性。

 讨论

1.简述单纯癌的形态学特点。

2.简述乳腺癌的扩散途径。

3.乳腺癌激素受体检查的意义是什么？

第十一章　甲状腺疾病

目的要求

1. 掌握:弥漫性毒性、非毒性甲状腺肿的病变特点;甲状腺肿瘤的病变特点。
2. 熟悉:甲状腺炎的病变特点。

一、知识要点

(一)甲状腺肿

1. 弥漫性非毒性甲状腺肿

弥漫性非毒性甲状腺肿亦称单纯性甲状腺肿,由于缺碘使甲状腺素分泌不足,促甲状腺素(TSH)分泌增多所导致。

肉眼观:结节期纤维结缔组织增生,形成大小不一的结节。

镜下观:分为增生期、胶质贮积期和结节期。甲状腺滤泡上皮增生,胶质堆积而使甲状腺肿大,一般不伴甲状腺功能亢进,大多是地方性分布,又称地方性甲状腺肿。

2. 弥漫性毒性甲状腺肿

弥漫性毒性甲状腺肿是指血中甲状腺素过多,作用于全身各组织所引起的临床综合征,临床上称为甲状腺功能亢进症,简称"甲亢",又称为突眼性甲状腺肿。临床上主要表现为甲状腺肿大,基础代谢率和神经兴奋性升高,如心悸、多汗、发热、潮汗、脉搏快、手震颤、多食、消瘦、乏力和突眼等。

镜下观:滤泡上皮增生为高柱状,有的呈乳头样增生,间质血管丰富、充血,淋巴组织增生。甲状腺腺泡周边胶质出现大小不一的上皮细胞吸收空泡。

(二)甲状腺功能低下

1. 克汀病

胎儿、婴儿期甲状腺功能低下会引起克汀病,表现为四肢短小,形成侏儒。

2. 非凹陷性黏液水肿

成人严重甲状腺功能低下,会引起非凹陷性黏液水肿。

(三)甲状腺炎

1. 亚急性甲状腺炎

亚急性甲状腺炎是一种与病毒感染有关的巨细胞性或肉芽肿性炎症。女性多于男性,以中青年多见。

肉眼观:甲状腺呈不均匀结节状轻度增大,质实。

镜下观:部分滤泡被破坏,胶质外溢,巨噬细胞性肉芽肿形成,类似结核。

2. 慢性甲状腺炎

淋巴细胞性甲状腺炎与纤维性甲状腺炎的病变特点见表 11 – 1。

表 11 – 1 淋巴细胞性甲状腺炎与纤维性甲状腺炎病变特点

病变特点	淋巴细胞性甲状腺炎	纤维性甲状腺炎
病变部位	病变局限在甲状腺内	向周围组织蔓延、侵犯,与周围界限不清,明显粘连
肉眼观	两侧对称肿大	病变从一侧开始,结节状,质地坚硬似木块
镜下观	形成淋巴滤泡	不形成淋巴滤泡
发展结局	严重者纤维化	显著纤维化及玻璃样变性,质地坚硬

(四)甲状腺肿瘤

1. 甲状腺腺瘤

肉眼观:单发,呈圆形,包膜完整,压迫周围组织呈膨胀性生长。

镜下观:可分为单纯型腺瘤、胶样型腺瘤、胎儿型腺瘤、胚胎型腺瘤、嗜酸性细胞腺瘤、非典型腺瘤。

甲状腺肿与甲状腺瘤的病变特点见表 11 – 2。

表 11 - 2　甲状腺肿与甲状腺瘤病变特点

病变特点	甲状腺腺瘤	结节性甲状腺肿
包膜	完整	不完整
滤泡	基本大小一致	滤泡大小不一,多比正常大
数量	多为单个结节	多个结节,常超过 3 个
周围	与周围甲状腺组织不同	与邻近甲状腺组织相似
边缘	有挤压现象,滤泡萎缩、变小	无挤压现象
癌变率	高	低

2. 甲状腺癌

甲状腺癌的类型及病变特点见表 11 - 3。

表 11 - 3　甲状腺癌的类型及病变特点

类型	肉眼结构	细胞特征	其他特征
乳头状癌	乳头状结构	细胞呈立方状或矮柱状,细胞核透明或呈毛玻璃状	间质有砂砾体
滤泡癌	滤泡状结构	分化好的细胞似腺瘤,分化差的细胞异型性明显,滤泡少且胶质少	侵犯包膜及血管
髓样癌	巢状、乳头状、滤泡状	为圆形、多角形或梭形瘤细胞	间质有淀粉样物质和钙盐沉积
未分化癌	无乳头、滤泡结构	癌细胞异型性显著,核分裂象多	—

思考:甲状腺瘤与甲状腺滤泡癌如何鉴别?

二、大体标本

(一)甲亢合并甲状腺腺瘤

甲状腺弥漫性增大,质较软。切面呈灰红色,可见一直径 3cm 左右的腺瘤,境界清楚,颜色较深(图 11 - 1)。

(二)甲状腺乳头状癌

乳头状癌呈囊性,切面囊内可见灰白色乳头状肿瘤组织(图 11 - 2)。

三、组织切片

(一)胶样甲状腺肿

低倍镜下观:滤泡大小不一,无包膜(图 11 - 3)。

高倍镜下观:滤泡大小不一,多显著扩大,腔内充满胶质。滤泡上皮细胞多为扁平状,部分上皮有增生。

诊断要点:滤泡大小不一,内含胶质,上皮多扁平,无包膜。

(二)甲状腺瘤

低倍镜下观:肿瘤有包膜,肿瘤组织由大小较一致、排列拥挤、内含胶质、与正常成年人甲状腺相似的滤泡构成(图11 -4)。

高倍镜下观:肿瘤包膜完整,瘤细胞核呈圆形或卵圆形,似正常甲状腺滤泡上皮细胞。

诊断要点:肿瘤包膜完整,瘤细胞构成的滤泡似正常甲状腺组织。

(三)甲状腺乳头状腺癌

低倍镜下观:癌组织乳头状生长,分支较多。

高倍镜下观:癌组织围绕纤维血管中心轴呈乳头状生长,乳头分支复杂,有三级以上分枝。癌细胞异型性明显,癌细胞核透明或毛玻璃状、无核仁(图11 -5)。间质中可见砂砾体。

诊断要点:癌组织乳头状生长,分支多,癌细胞异型性明显。

四、病例讨论

 病例

患者,女,31 岁。因心悸、烦热,多汗、食欲亢进、消瘦无力、体重减轻来院就诊。

【查体】体温 37℃,脉搏 98 次/分,呼吸 20 次/分,血压 150/70mmHg。双眼突出,眼裂增宽。双侧甲状腺弥漫性对称性中度肿大,听诊有血管杂音。心率98 次/分,心尖部可闻及Ⅰ级收缩期杂音。基础代谢率 +57%(正常范围 -10% ~ +15%)。肺部检查无异常发现。腹部平软,肝脾未触及。

【实验室检查】T_3、T_4 水平升高,甲状腺摄[131]I 率增高。

入院后行甲状腺次全切除术,标本送病理检查。

【病理检查】肉眼观:可见甲状腺弥漫性肿大,但仍保持甲状腺原有形状,表面光滑;切面结构致密,略呈分叶状,质实,色灰白,呈新鲜牛肉状外观。镜下观:可见甲状腺滤泡弥漫性增生,上皮细胞呈柱状,并形成乳头状结构突向滤泡腔;滤泡腔较小,腔内胶质少而稀薄,靠近上皮边缘有成排的吸收空泡;间质血管丰富,明显充血,大量淋巴细胞浸润。

 讨论

请写出病理诊断并给出诊断依据。

第十二章 传染病

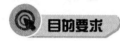

1.掌握:结核病的基本病理改变及结核结节的组成、结核病的类型及其形态学特点和结局,正确辨认、描述结核肉芽肿、肠结核光镜下结构特征;伤寒的基本病理变化,正确辨认、描述伤寒肉芽肿和肠伤寒的光镜下结构特征;细菌性痢疾的基本病理变化及正确辨认伪膜的成分;流行性脑脊髓膜炎与乙型脑炎的基本病理改变及两者的区别;血吸虫病的基本病理变化和后果。

2.熟悉:梅毒和艾滋病的基本病理变化和临床病理类型。

3.了解:肺外结核、重症急性呼吸综合征(SARS)的病变特点。

4.知识拓展:了解新型冠状病毒感染的病变特点。

一、知识要点

(一)结核病

1.结核病的基本病理变化

结核病的病变特点见表12-1。

表12-1 结核病的病变特点

病变特点	机体状态	结核杆菌	病理特征
渗出为主	免疫力低,变态反应较强	菌量多,毒力强	浆液性或浆液纤维素性炎
增生为主	免疫力较强,变态反应较弱	菌量少,毒力较低	结核结节
变质为主	免疫力低,变态反应强	菌量多,毒力强	干酪样坏死

结核结节表现为中央干酪样坏死,周围绕以上皮样细胞、朗汉斯巨细胞,周围淋巴细胞及成纤维细胞。

2.结核病的转化规律

转向愈合:①吸收消散;②纤维化、纤维包裹、钙化。

转向恶化:①浸润进展;②溶解播散。

3.原发性肺结核病和继发性肺结核病的区别

原发性肺结核病和继发性肺结核病的区别见表12-2。

表12-2 原发性肺结核病和继发性肺结核病的区别

区别	原发性肺结核病	继发性肺结核病
感染	第一次感染(外源性)	再次感染(主要为内源性)
好发人群	儿童	成人
特异性免疫力	低	一般较高
起始病灶	上叶下部或下叶上部近肺膜处	肺尖部
病理特征	原发综合征; 病变以渗出与坏死为主,不易局限	病变多样,常新旧并存; 病变以增生和坏死为主,较局限
病程	较短(急性经过),大多自愈	长(慢性经过),需治疗
播散方式	淋巴道或血道为主	支气管播散为主

4.原发性肺结核转归的模式

(1)肺原发综合征:肺内原发灶、结核性淋巴管炎及肺门淋巴结结核。

(2)淋巴道播散引起支气管分叉处、支气管旁淋巴结炎。

(3)血道播散引起多个器官粟粒性结核。

(4)通过支气管播散引起肺内播散。

5.继发性肺结核的类型

(1)局灶型肺结核:病灶直径0.5~1cm,以增生为主,中央有干酪样坏死。

(2)浸润型肺结核:主要表现为渗出性病变,中央干酪样坏死,病灶形状不规则,境界不清。病变发展可出现急性空洞。

(3)慢性纤维空洞型肺结核:厚壁空洞形成,空洞壁厚可达1cm。

(4)干酪性肺炎:表现为广泛坏死和渗出,肺肿大,质实,呈淡黄色干酪样,病变范围可为大叶或小叶样。

(5)结核球:肺上叶,单个,直径2~5cm,周围纤维包裹,为境界清楚的球形干酪样坏死病灶。结核球与周围型肺癌也有所区别(表12-3)。

表12-3 结核球与周围型肺癌的区别

区别要点	结核球(结核瘤)	周围型肺癌
年龄	多见于年轻人	多见于老年人
部位	病灶位于肺上叶	病灶多位于肺叶周边
大小	病灶<5cm,边界清但不均匀	病灶>3cm,边界不清
既往史	有结核病史	与吸烟、被动吸烟或厨房油烟等有关

（6）结核性胸膜炎。

6.肺外结核

（1）溃疡型肠结核:呈带状,其长径与肠的长轴垂直,愈复时可引起肠狭窄。溃疡边缘参差不齐,底部附有干酪样坏死物质。

（2）肾结核:肾实质内多数干酪样坏死灶和结核性空洞形成。

（3）附睾结核:附睾出现淡黄色干酪样坏死。

（4）骨结核:干酪样坏死和死骨形成。

（5）脊椎结核:常破坏第10胸椎至第2腰椎的椎体及椎间盘,发生干酪样坏死。由于病变椎体不能负重,发生塌陷,呈楔形,造成后突畸形(驼背);侵犯周围软组织造成损伤,导致坏死并液化后还可形成"冷脓肿"。

（6）淋巴结结核:淋巴结肿大,互相粘连,形成大小不等的肿块,切面呈黄色干酪样。

颈部淋巴结结核及窦道形成是由于淋巴结成群受累,可有结核结节形成和干酪样坏死,形成较大的包块,穿破皮肤形成经久不愈的窦道。

（二）伤寒病与细菌性痢疾

伤寒细胞是增生的巨噬细胞吞噬伤寒杆菌、淋巴细胞、红细胞及坏死细胞碎屑后而形成。伤寒细胞聚集形成的结节状病灶称为伤寒小结或伤寒肉芽肿,对伤寒病变具有一定诊断意义。

肠伤寒各期的病变特点比较见表12-4,肠伤寒溃疡期、溃疡型肠结核与急性细菌性痢疾肠溃疡的区别可见表12-5。

表12-4 肠伤寒各期病变特点比较

分期	时间	肉眼观	镜下观	临床表现
髓样肿胀期	第1周	肠壁充血、水肿、增生,呈圆形或卵圆形,表面凹凸不平,似脑回	肠壁充血、水肿,伤寒细胞增生形成伤寒小结	体温呈梯形上升,骨髓培养阳性
坏死期	第2周	病变黏膜坏死,失去正常光泽,呈灰黄色或灰绿色	坏死组织红染无结构,周边及底部仍可见典型的伤寒小结	稽留热,出现伤寒玫瑰疹,粪便培养及肥达氏反应阳性
溃疡期	第3周	坏死脱落形成长径与肠管长轴平行的溃疡	溃疡深浅不一,常穿透黏膜肌层达黏膜下层	易肠出血、肠穿孔
愈合期	第4周	溃疡愈合	溃疡底部瘢痕形成	患者体温下降,症状体征渐消失

表 12 – 5　溃疡型肠结核、肠伤寒溃疡期与急性细菌性痢疾肠溃疡的区别

区别要点	溃疡型肠结核	肠伤寒溃疡期	急性细菌性痢疾肠溃疡
病变部位	回盲部	回肠下段	乙状结肠和直肠
肉眼观	带状溃疡,其长径与肠轴垂直	溃疡长径与肠轴平行,易出血、穿孔	"地图状"溃疡
镜下观	溃疡底部为结核性肉芽组织	溃疡边缘可见伤寒肉芽组织	溃疡浅表,边缘可见假膜性炎
发展结局	愈合后常致肠腔狭窄、肠梗阻	愈合后不引起肠腔狭窄	愈合后不引起肠腔狭窄

(三)性传播疾病

1. 淋病

淋病为尿道黏膜的急性化脓性炎,即脓性卡他。

2. 尖锐湿疣

肉眼观:在黏膜与皮肤交界的部位可见小而尖的突起,病变扩大,可呈菜花状生长。
镜下观:呈乳头状结构,表皮浅层有多少不等的凹空细胞。

3. 梅毒

(1)梅毒镜下基本病变:①闭塞性动脉内膜炎和小血管周围炎,可见小血管周围有大量炎细胞浸润,浆细胞的恒定出现为梅毒的特点。②树胶肿。

(2)后天梅毒可分为三期。①一期梅毒:硬性下疳。②二期梅毒:全身广泛性皮肤、黏膜梅毒疹。③三期梅毒:树胶肿形成,心血管梅毒可出现梅毒性主动脉瘤。梅毒引起鼻中隔穿孔,皮肤、黏膜出现结节型梅毒疹。

(3)先天梅毒可分为两类。①早发性先天梅毒:病变特征为皮肤和黏膜的广泛性梅毒疹。②晚发性先天性梅毒:可导致患儿发育不良、智力低下。间质性角膜炎、楔形门齿、神经性耳聋构成哈森三联征,为晚发性先天性梅毒的典型特征。

4. 艾滋病

(1)淋巴组织的变化:早期淋巴滤泡增生明显;晚期淋巴细胞减少,几乎消失。

(2)继发性感染:多发机会性感染。

(3)恶性肿瘤(后天获得性免疫缺陷):Kaposi 肉瘤。

（四）神经系统疾病

流行性脑脊髓膜炎与流行性乙型脑炎的病变特点见表12-6。

表12-6　流行性脑脊髓膜炎与流行性乙型脑炎的病变特点

病变特点	流行性脑脊髓膜炎	流行性乙型脑炎
发病年龄	儿童、青少年	儿童,尤以10岁以下居多
发病季节	冬春季	夏季,7~9月
传播的途径	细菌经呼吸道飞沫传播	蚊虫叮咬使病毒经血传播
疾病的性质	化脓性炎症	变质性炎症
部位	脑脊髓膜	脑实质
肉眼观	脑脊髓膜表面的血管扩张充血,蛛网膜下腔有大量脓性渗出物,使脑沟变浅	脑回变宽,脑沟变浅,血管充血。严重者脑实质可见粟粒大小的半透明脑软化灶
镜下观	蛛网膜下腔内有大量中性粒细胞浸润血管扩张充血,脑实质多不受侵犯	①淋巴细胞呈套袖样浸润;②神经细胞变性坏死;③脑软化灶形成;④胶质细胞增生
临床症状	脑膜刺激征明显,颅高压显著	脑膜刺激征轻,颅高压显著
发展结局	死亡率<5%	大多痊愈,少数有后遗症

（五）血吸虫病

1. 病因

我国只有日本血吸虫病流行,主要分布在长江中下游及其以南地区。

2. 感染途径

人因皮肤接触含血吸虫尾蚴的疫水而被感染。

3. 血吸虫传播条件

①带虫卵的粪便入水;②钉螺的滋生;③人体接触疫水。

4. 病变

血吸虫病以虫卵引起的损害最为主要,虫卵主要沉着于乙状结肠、直肠和肝。

（1）急性虫卵结节:为成熟虫卵引起的一种急性坏死、渗出性病灶。肉眼观:灰黄色、粟粒至绿豆大小的结节。镜下观:嗜酸性脓肿形成,其中央常有1或2个成熟虫卵,虫卵表面附有放射状火焰样嗜酸性物质,即抗原抗体复合物;周围可见无结构的颗粒状坏死物质及大量嗜酸性粒细胞浸润,状似脓肿。Charcot-Leyden 结晶是嗜酸性脓肿内菱形或多面形屈光性蛋白质晶体,系嗜酸性粒细胞的嗜酸性颗粒互相融合而成。随后在虫卵周围产生以嗜酸性粒细胞浸润为主的肉芽组织层,并逐渐向虫卵结节中央生长,出现围绕结节呈放射状排列的上皮样细胞层,嗜酸性粒细胞显著减少,构成晚期急性虫卵结节。

(2)慢性虫卵结节:急性虫卵结节经 10 余天后,卵内毛蚴死亡,由它分泌的抗原物质消失。病灶内坏死物质逐渐被巨噬细胞清除,虫卵崩解、破裂。随后病灶内巨噬细胞变为上皮样细胞和少量异物巨细胞,病灶周围淋巴细胞浸润和肉芽组织增生,形态上似结核肉芽肿,称为假结核结节,即慢性虫卵结节。最后纤维化玻璃样变性,中央的卵壳碎片及钙化的死卵可长期存留。

(六)重症急性呼吸综合征(severe acute respiratory syndrome,SARS)

重症急性呼吸综合征,国内又称传染性非典型肺炎,是以呼吸道传播为主的急性传染病,传染性极强。

1.病原体

该病的病原体为 SARS 冠状病毒。

2.传播方式

该病以近距离空气飞沫传播为主,直接接触患者粪便、尿、血等也会感染。

3.发病机制

该病的发病机制未明,有研究提示为 SARS 病毒引发超敏反应,导致强烈的肺组织免疫损伤。

4.病理变化

该病以肺和免疫系统的病变最为突出,心、肾、肾上腺等实质性器官也不同程度受累。

(1)肺部病变。

肉眼观:双肺呈斑块状实变,严重者双肺完全性实变,表面呈暗红色,切面可见肺出血灶及出血性梗死灶。

镜下观:病变以弥漫性肺泡损伤为主,肺组织重度充血、出血和肺水肿。部分小血管壁可见纤维素样坏死伴血栓形成,微血管内可见纤维素性血栓。肺泡腔内充满大量含蛋白浆液,脱落肺泡上皮细胞、渗出的单核细胞、淋巴细胞和浆细胞,并有广泛的透明膜形成。发病数日后,肺泡腔内渗出物呈肾小球样机化;部分肺泡上皮细胞胞质内可见典型的病毒包涵体,电镜证实为病毒颗粒。

(2)脾和淋巴结病变。①脾:肉眼可见脾体积略缩小,质软;镜下可见脾小体高度萎缩,脾动脉周围淋巴鞘内淋巴细胞减少,红髓内淋巴细胞稀疏,白髓和被膜下淋巴组织大片状出血坏死。②淋巴结:肺门淋巴结及腹腔淋巴结固有结构消失,皮、髓质分界不清,皮质区淋巴细胞数明显减少,常见淋巴组织呈灶状坏死。

二、大体标本

(一)肺结核

肺叶上部可见2.5cm×2cm大小的空洞,洞壁内有干酪样坏死物附着,空洞周围肺组织可见不同类型结核性病变,肺膜表面轻度纤维性增厚(图12-1)。

(二)粟粒性肺结核

肺内密布大小一致,分布均匀,呈灰白或灰黄色、圆形的粟粒大小的结核病灶(图12-2)。

(三)慢性纤维空洞型肺结核

可见厚壁空洞形成,空洞内干酪样坏死物已排出(图12-3)。

(四)结核球

肺切面可见一个直径2cm的同心层状、球形、灰白色、纤维结缔组织包绕的境界清楚的干酪样坏死病灶(图12-4)。

(五)肾结核

见"第一章 细胞和组织的适应、损伤与修复"相关内容及图1-12,图1-13。

思考: 干酪样坏死物在排出过程中可带来什么后果?

(六)伤寒

肠伤寒髓样肿胀期,病变处黏膜明显肿胀,呈椭圆形,质软,表面凹凸不平,似脑回(图12-5)。溃疡期,溃疡呈椭圆形,长轴与肠管长轴平行。

（七）流行性脑脊髓膜炎

见"第三章 炎症"相关内容及图 3 - 2。

（八）流行性乙型脑炎

病变在大脑皮质、基底核和视丘最为严重，软脑膜充血、水肿，脑回变宽，脑沟窄而浅。切面可见脑组织充血、水肿，脑实质有散在点状出血，有粟粒或针尖大小的半透明软化灶。

三、组织切片

（一）肺结核

低倍镜下观：可见多个界限清楚的结节状病灶，即结核结节。①结节内常有 1 或 2 个朗汉斯巨细胞。②周围有许多呈放射状排列的上皮样细胞。③再外围有一些淋巴细胞和成纤维细胞。④当变态反应强烈时，结节中央常发生干酪样坏死（图 1 - 21，图 3 - 19，图 12 - 6）。

高倍镜下观：可见上皮样细胞呈梭形或多角形，核呈圆形或卵圆形，染色质少，甚至呈空泡状，有 1~2 个核仁，胞质丰富，呈红色，境界不清。朗汉斯巨细胞是多数上皮样细胞互相融合形成的多核巨细胞，体积很大，直径可达 300μm，胞质丰富，其胞质突起常和上皮样细胞的胞质突起相连接，核与上皮样细胞核的形态大致相同。核数目很多，由十几个到几十个不等。核排列在胞质的周围呈花环状、马蹄形或密集在胞体的一端。

诊断要点：朗汉斯巨细胞、上皮样细胞及干酪样坏死的形态特点。

（二）细菌性痢疾

低倍镜下观：肠黏膜表面被假膜覆盖，黏膜上皮及腺体大片消失。
高倍镜下观：假膜由无结构的坏死物、大量纤维素及炎细胞构成（图 12 - 7）。
诊断要点：肠黏膜有假膜形成。

（三）化脓性脑膜炎

蛛网膜血管高度扩张充血，蛛网膜下腔增宽，大量中性粒细胞、浆液及纤维素渗出和少量淋巴细胞、单核细胞浸润（图 12 - 8）。脑实质一般不受累，邻近的脑皮质可有轻度水肿。

(四)流行性乙型脑炎

镜下观：神经细胞变性、坏死,轻者神经细胞肿胀,尼氏小体消失,胞质内出现空泡,核偏位等；重者神经细胞变小,胞质浓染、核固缩、破碎或溶解消失。较多连片神经细胞坏死时形成"筛状软化灶"；偶见"袖套状淋巴细胞浸润"(图12-9)和"噬神经细胞现象"(图12-10),未见"卫星现象"和"胶质结节"。

(五)伤寒小结

伤寒杆菌引起的炎症是以巨噬细胞增生为特征的急性增生性炎症,增生的巨噬细胞胞质内吞噬有伤寒杆菌、红细胞、淋巴细胞或细胞碎片等,这种巨噬细胞称伤寒细胞。伤寒细胞常聚集成团,形成小结节称伤寒肉芽肿或伤寒小结(图12-11),是伤寒的特征性病变,具有病理诊断价值。

四、病例讨论

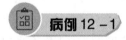

患者,男,6岁。近1个多月来反复发热、食欲减退、盗汗。近一周来头痛,嗜睡,阵发性强直性抽搐,有喷射性呕吐。

【查体】体温40.2℃。

【实验室检查】血常规：白细胞 $13 \times 10^9/L$,中性粒细胞 12% ,淋巴细胞 70% ,单核细胞 17% ,嗜酸性粒细胞 1% ,血沉48mm/h。

入院后治疗15天,病情恶化,呼吸困难,经抢救无效后死亡。

【尸检】肉眼观：①右肺上叶下部肺膜下有一灰白色病灶,并与下叶肺膜粘连,切面病灶大小为2.5cm×1.5cm,为干酪样坏死物。②两肺、肝、脾及脑膜均可见多数散在的灰白色、粟粒大小的结节。③脑回扁平,脑沟变浅,脚间池、脑桥池等处的蛛网膜下腔内可见多量灰黄色胶冻样液体。切面见脑室扩张,室管膜表面有灰白色渗出物附着,两侧间脑实质有小软化灶。镜下观：脑膜普遍充血、水肿,有大量结核结节,并有大量淋巴细胞等炎细胞浸润。

该患儿死前的诊断是什么？其依据是什么？

病例12-2

患者,男,18 岁。因持续性发热伴腹泻 8 天,今日解黑便 1 次而入院。

【查体】急性病容,表情淡漠。体温 39.9℃,脉搏 90 次/分,呼吸 30 次/分,肝肋下 2cm,质软。脾肋下 1.5cm,质软。

【实验室检查】①血常规:白细胞 3.3×10^9/L,中性粒细胞 65%,淋巴细胞 32%。②肥达氏反应阳性,血培养伤寒杆菌阳性。

入院 2 周后热退,食欲转好。某日中午进食后感到腹胀,傍晚突然出现下腹部剧烈疼痛,伴恶心、呕吐。检查:腹肌紧张,右下腹压痛、反跳痛明显。体温 38.5℃,白细胞 13×10^9/L,中性粒细胞 85%。遂立即进行手术,术中见回肠下端穿孔。

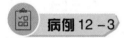 **讨论**

1. 对该患者应作出何种诊断? 诊断依据是什么?
2. 你从本病例中应吸取哪些教训?

 病例12-3

患者,男,7 岁。因头痛、发热 20 小时,神志不清 8 小时入院。

【查体】急性危重病容,昏迷状态。体温 39.5℃,脉搏细速,呼吸浅促。强直,四肢冰冷,全身布满瘀点和瘀斑。

【实验室检查】①血常规:白细胞 21×10^9/L,中性粒细胞 80%,淋巴细胞 16%。②脑脊液检查:细胞数 0.23×10^9/L,潘氏试验弱阳性,血糖 2.775mmol/L。③皮肤瘀点处涂片:查见脑膜炎双球菌。

入院后昏迷加深,血压下降,经抢救无效后死亡。

【尸检】肉眼观:①全身皮肤散在瘀点及大片瘀斑。②两侧肾上腺大片出血。③脑膜轻度浑浊,血管扩张充血,无脓性渗出物。镜下观:在蛛网膜血管周围有少数中性粒细胞浸润。

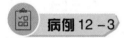 **讨论**

本病例患儿生前所患疾病是什么? 为什么该患儿败血症严重,而脑膜炎病变却

很轻?①

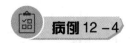

患者,男,10岁。于8月13日(3天前)开始出现发热,伴头痛,呕吐;8小时前发生抽搐,口吐白沫,继而神志不清,急诊入院。

【查体】体温39.5℃,脉细速。

【实验室检查】①血常规:白细胞15×10^9/L,中性粒细胞89%,淋巴细胞11%。②脑脊液检查:潘氏试验(++),白细胞0.03×10^9/L,中性粒细胞41%,淋巴细胞59%,细菌(-)。

入院后神志仍不清,呼吸急促,口唇发绀,四肢厥冷。4天后陷入深度昏迷,经抢救无效,终因呼吸骤停而死亡。

【尸检】肉眼观:脑明显肿胀,脑沟变浅,小脑扁桃体嵌入枕骨大孔,脑切面可见点状出血及粟粒大小、灰白色半透明坏死灶,尤以大脑顶叶外病变较重。镜下观:脑实质明显充血、水肿。血管周围间隙增宽,有淋巴细胞呈袖套状浸润,坏死灶淡染,疏松筛网状;可见噬神经细胞和神经细胞卫星现象;周围胶质细胞增生。

1.本病例患儿所患为什么病? 其诊断依据是什么?

2.该病例脑水肿的脑疝是怎么形成的?

---

① 注:正常脑脊液含有极微量的蛋白质,其中以白蛋白为主,潘氏试验为阴性反应。化脓性脑膜炎、结核性脑膜炎及颅内出血等均见蛋白质增加,且多为球蛋白增加,潘氏试验呈阳性反应。

参考文献

［1］刘立新,孟桂霞.病理学实习指导［M］.西安:西安交通大学出版社,2013.

［2］董小黎,宋爱利.异常人体形态学实验教程［M］.北京:北京大学医学出版社,2007.

附录 I　病理尸体剖检

一、病理尸体剖检的概念及意义

病理尸体剖检（autopsy）简称尸检，是对死亡患者的遗体进行系统的病理解剖和后续的病理组织学观察进行疾病诊断的过程。在尸检过程中，病理医师用病理解剖学的方法先检查体表的变化，然后检查内脏器官肉眼和组织学改变，结合临床做出尸检病理诊断。尸检在临床、教学和科研工作中均有重要意义。通过对尸体的病理解剖，可观察患者死后各器官的病理变化，找出其主要病症，判断其死亡原因，帮助临床验证诊断及治疗是否正确合理，有利于临床医师总结经验，提高诊疗水平；又可积累教学及科研资料，及时发现某些新的疾病、传染病、地方病等。病理学是主要的医学基础课程之一，而对于教学来讲病理尸检则是理论联系实际，全面认识疾病的良好学习方法。我国尸检率不高，并有下滑趋势，不利于病理学与医学的发展，因此亟待立法和大力宣传病理尸检的意义。

二、尸体解剖的检查方法

（一）一般状态检查

1. 一般检查

记录死者的年龄、性别、身长、体重，观察并记录其发育及营养状况，全身皮肤的色泽，有无外表的病理改变，如有无出血（瘀点或瘀斑）、水肿、黄疸、瘢痕及外伤等。

2. 确定死亡

确定各种生命现象（呼吸、心跳和神经系统功能）是否已经完全停止，死亡的客观指标是死后会出现尸冷、尸斑、尸僵等。可根据这些指标出现的时间和尸斑颜色来判断死亡时间，推断死亡姿势及死亡原因。

（1）尸冷：机体死亡后新陈代谢停止，尸体温度逐渐下降至环境温度，称为尸冷。尸体温度下降的快慢,与尸体大小、衣着或被褥的厚薄、通风情况、季节以及是否与冷物接触等有关。先出现于裸露无覆盖部位,体表冷却的时间在人死亡后 3 ~ 7h,而直肠冷却需要的时间较长,一般 8 ~ 17h 后尸体完全变冷。但不能仅凭尸冷就确定死亡,还必须依据尸体其他现象如尸斑、尸僵等,进行综合分析、判断。

(2)尸斑:尸斑是机体死亡后血液循环停止,血管内的血液逐渐向尸体下垂部位坠积而显示在局部皮肤所致。局部皮肤呈现不规则的紫红色或暗红色,时间越长颜色越深。一般死后 2 ~ 4h 开始出现,先为点状、条纹状或融合成片状,此时指压尸斑可褪色;在 12 ~ 24h 尸斑即固定不褪色。冰箱内保存的尸体出现的尸斑呈绛红色。尸斑是继尸冷之后最早出现的死亡指征之一。根据尸斑存在的部位,可推断患者死亡时的体位及是否有死后尸体移动;根据尸斑出现的时间及发展程度,可以推测死亡时间;另外,根据尸斑的颜色可以推测死亡原因,如一氧化碳、氧化物中毒的尸斑呈桃红色;亚硝酸盐或铝中毒时为灰褐色;硝基苯中毒时为蓝绿色。

(3)尸僵:机体死后各部肌群因蛋白质凝固逐渐变硬使关节肌肉呈僵硬状态,称为尸僵。一般情况下,死后 1 ~ 3h 开始出现尸僵,尸僵首先是从头部下颌关节开始,逐渐延至颈部、躯干、上肢和下肢,可持续 18 ~ 24h,然后肌肉中的蛋白溶解酶将蛋白质溶解,肌肉变软,尸僵逐渐消失,消失的顺序同尸僵出现的顺序相同。根据尸僵出现的部位、时间顺序等可大致推测死亡时间。气温高、急死、生前有痉挛的患者尸僵出现得早;气温低、年龄大、身体虚弱的患者尸僵出现得较晚。尸僵也是机体死亡的确证。

(4)角膜干燥、浑浊。

(5)尸体腐败状况:机体死亡后组织自溶,可因腐败菌感染,尸体腹壁皮肤变为绿色,并且变软,出现气泡,甚至全身膨胀,舌、眼突出,口唇外翻,容貌不易辨认。

(二)体表检查

1.头部检查

(1)头皮及头发:观察头皮有无损伤、出血、血肿等病变;头发颜色、发量是否有变化,如有无脱发、秃顶等。

(2)眼部:观察眼睑有无水肿及皮下出血;睑结膜是否有充血、出血;巩膜有无黄染;角膜是否透明、有无溃疡;两侧瞳孔是否对称及直径大小。

(3)耳鼻:观察鼻腔及外耳道有无液体流出(记录其性状),耳、鼻有无溃疡。

(4)口腔:观察口腔有无液体流出、有无溃疡,牙齿有无脱落,口唇是否青紫,腮腺是否肿大。

2. 颈部检查

观察甲状腺及颈部淋巴结是否肿大,有无伤痕、绳沟。

3. 胸部检查

观察胸廓是否平坦,左、右是否对称,乳腺有无肿块,乳头有无溢液。女性尸体还需要检查乳房发育状况。

4. 腹部检查

观察腹壁有无膨隆,腹壁有无疤痕,脐周静脉有无曲张,有无手术创口(记录其长度)等。

5. 背部及骶部检查

观察背部及骶部有无外伤、褥疮,脊柱有无后突、侧弯等。

6. 四肢检查

观察四肢有无损伤或疤痕,注意观察指(趾)甲的颜色、关节有无畸形及损伤。

7. 浅表淋巴结检查

观察如腹股沟淋巴结、腋窝淋巴结等有无肿大、融合等。

8. 其他检查

观察如外生殖器有无畸形、疤痕,肛门有无痔核等。

(三)胸腹腔的切开及检查

胸、腹腔剖检有多种切开方法。病理解剖最常用"T"形切口,即先从左肩峰经胸骨上切迹至右肩峰做一弧形横切口,然后,在该弧线中点向下做直线切口,绕脐左侧至耻骨联合上缘,此方法能够充分暴露胸、腹腔器官。解剖成年女性尸体时,为了颈部和胸部皮肤的完整,可采用"Y"形切口,即从两侧腋前缘向下经乳房下部延伸到剑突处,再从剑突处经脐的左侧至耻骨联合。法医解剖和新生儿解剖多采用直线切口,即从下颌至耻骨联合。有些特殊病例或应死者家属的要求,可采用胸、腹部或局部小切口,但此种方法对全面、仔细检查内脏不便。

剖检时,皮肤连同皮下组织、胸大肌和胸小肌一起剥离,并检查胸壁脂肪厚度、肌肉颜色、胸大肌和乳腺有无囊肿或肿块。切开腹部皮肤、皮下组织和肌肉时,注意不要损伤腹腔脏器,并观察腹部皮肤弹性、皮下组织有无水肿、脂肪厚度和颜色。

1.胸腔检查

(1)气胸的检查:在剥开皮瓣的肋骨上加少量水,在有水覆盖的肋间处刺破胸膜,如有气胸,可见气泡从水下冒出。

(2)心、肺检查:观察心、肺的位置、大小,彼此间的关系。在相当于心脏基底部开始,在心包壁层做"人"字形剪开,记录心包腔内液体量,并观察其性质(正常有 5~10mL 浅黄色澄清液体),观察心包膜有无出血点、炎性渗出物附着及粘连。

(3)纵隔检查:检查纵隔内淋巴结的大小、硬度、有无融合等。检查胸腺大小,有无萎缩等变化。

(4)胸膜检查:注意胸膜的色泽,有无炎性渗出物附着及粘连;胸腔有无积液,记录液体的性质及数量。

2.腹腔检查

(1)一般检查:剖开腹腔后,首先检查腹腔内有无积液,注意积液的性质及数量,必要时送细菌学检查。观察腹膜的光泽,是否有出血点或其他病变。若发现腹膜有炎症改变时,应检查其来源。

(2)大网膜检查:大网膜是一层菲薄、透明、有条索状脂肪附着的膜,上缘固定于胃大弯,向下覆盖于腹腔各脏器的表面,下缘附着在横结肠上。打开腹腔后,注意观察大网膜的位置、色泽、形状、有无脂肪坏死灶和肿瘤转移灶;检查大网膜的位置与脏器是否粘连,各脏器的位置是否正常。

(3)肝脏检查:肝脏位置是否正确,表面有无结节,体积是否肿大,其前下缘在锁骨中线处是否超过肋缘,超过多少厘米。

(4)脾脏检查:脾脏是否肿大,在肋缘下何处,有无超过腹中线。

(5)胃、肠检查:检查胃、肠道有无肿瘤、穿孔、破裂或粘连,剪开十二指肠降部,找出十二指肠乳头,然后挤压胆囊,检查胆管是否通畅。

(6)淋巴结检查:检查肠系膜的淋巴结是否肿大、融合。

(7)膈肌检查:以锁骨中线为准,开胸前测定膈肌的高度。用右手伸入膈肌下面,食指和中指触其最高点,左手在胸壁沿肋软骨连接线测其相应的部位。正常时右侧最高点达第四肋间或第四肋,左侧达第五肋。

(8)膀胱检查:检查膀胱是否充盈,其顶部位于耻骨联合上多少厘米。

（四）脏器的取出及检查

1.颈部器官

首先用尸枕垫高尸体肩部,将颈部的皮肤及皮下组织剥离至下颌骨的下方,用双刃刀从下颌骨内侧正中伸入口腔,紧贴下颌骨内缘向左、右两侧切割,使口底部软组织与下颌骨分离,再用手指将舌头从下颌骨下方拉出,然后用刀尖在软、硬腭的交界处切断软腭,同时在颈内、外动脉的分叉处上方切断颈动脉。最后,沿颈椎前分离软组织,将全部颈部器官连同两侧扁桃体一同取出。

（1）扁桃体:观察两扁桃体有无充血与渗出,表面有无炎性渗出物。

（2）食管:观察食管黏膜面有无溃疡,食管下端静脉有无曲张等。

（3）呼吸道:观察喉头有无水肿,气管及主支气管黏膜有无充血、渗出。

（4）甲状腺:观察甲状腺是否肿大、有无结节状肿块,切面的颜色（正常切面为淡褐色）、质地、有无出血及囊性变等。

（5）其他:如颈部淋巴结是否肿大、融合（颈部淋巴结肿大,除可能是炎症、恶性淋巴瘤外,根据部位,还应考虑转移癌）。

2.胸腔器官

（1）心脏:将心脏提起,剪断肺静脉,再从肺动脉瓣上2cm处将肺动脉切断。在心包的脏层转折处剪断主动脉和上、下腔静脉,取出心脏,观察心脏的大小、形状、心外膜有无变化。

把取出的心脏平放在尸检台上顺血流方向剪开:①从上、下腔静脉入口经右心房后外侧缘剪开,检查心房内膜有无增厚、卵圆孔是否闭合、三尖瓣有无狭窄。②沿右心室右侧缘剪至心尖部,再从右心尖部距室间隔右侧1cm处剪开右心室前壁及肺动脉,暴露右心室,检查三尖瓣瓣膜及腱索等。③剪开左、右肺静脉,沿左心的左缘剪开左心房、左心室,检查二尖瓣口有无狭窄。④在心尖部距离室间隔1cm处向上剪开左心室前壁,在左心耳右缘靠近肺动脉根部剪开主动脉。对疑有心肌病的死者还应测量室间隔厚度。如有心肌梗死,可从心尖至心底每隔1cm做一横切面,检查病灶的范围大小。

检查并记录心脏的重量（正常成人约270g）、大小（约本人右拳大小）,左、右心室肌壁的厚度（一般在两侧切缘的中点测量,肉柱及心外膜下脂肪组织均应除外）,心腔有无扩张,心肌有无变色、变软,有无梗死灶、瘢痕或畸形。

检查冠状动脉或主动脉有无狭窄或闭塞,是否有动脉粥样硬化及血栓。

（2）气管及肺脏:首先检查两肺表面肺膜有无增厚,有无炎性渗出物,各肺叶有无实变病灶或肿块。然后于两肺肺门切断左、右支气管与肺门的联系,取出两肺。自前面剪开气管及支气管各大分支,检查有无痰液、异物和肿瘤。剪开肺动脉及其各大分支,检查有无血栓形成或栓塞。最后用脏器刀沿长轴自肺外侧凸缘向肺门平行切开两肺各叶,观察其颜色、质地等,压之有无含气的血性液体或血液流出,肺门淋巴结是否肿大。

3. 腹腔器官

(1)脾脏:将脾从左肋下提起后切断脾门血管取出脾。若有血栓,则将脾与胰、十二指肠和肝等一并断离取出。取出脾脏后,测量脾的大小(正常为13cm×8.5cm×3.5cm)、重量(正常为140~180g)和颜色有何改变(正常呈灰紫色),包膜是否光滑,有无皱缩、增厚及破裂。然后从脾脏最凸处向脾门做一切面,依次做多数平行切面,记录其色泽、脾小体和脾髓的色泽和性状、有无出血、有无梗死灶和结节形成,用刀背轻刮脾红髓是否易脱落。

(2)肠及肠系膜:先将大网膜及横结肠往上推开,检查肠浆膜面有无充血及炎性渗出,肠腔是否扩张、穿孔,以及肠系膜血管和淋巴结的情况。找到十二指肠与空肠交界处,做两道结扎后将其剪断。沿肠系膜与小肠相连处把肠系膜剪断,分离小肠肠管并使之游离。在回盲部,剪开阑尾系膜,钝性分离升结肠、横结肠、降结肠、肠系膜、韧带以及软组织。将直肠内的粪便挤入乙状结肠,在乙状结肠与直肠交界处上5cm的地方结扎剪断,取出全部肠管。用肠剪沿肠系膜附着处剪开肠管,检查肠内有无寄生虫(如有,应记录数量),小肠黏膜有无充血、出血,集合淋巴滤泡有无肿胀或溃疡形成(如有,应记录溃疡的形状及数目)。检查大肠肠壁是否增厚,肠腔有无狭窄或扩张,内膜面有无炎性渗出物、溃疡、息肉或肿瘤等。

(3)胃和十二指肠:自十二指肠前壁经幽门入胃,再沿胃大弯至贲门,将十二指肠和胃剪开。暴露十二指肠乳头,挤压胆囊,检查胆道是否通畅(胆汁应从十二指肠乳头流出)。观察胃内容物的成分、数量、色泽、形状及消化程度、有无特殊气味、凝血块以及其他异物;观察胃的大小、胃壁厚度,胃黏膜有无出血及糜烂,胃小弯、幽门窦及十二指肠球部黏膜有无溃疡、肿瘤等。

(4)胰:分离胰腺周围的组织,取出胰腺,观察胰的形状、大小、颜色、质地及有无肿块。从胰头至尾部做一纵行切面,找出胰管,沿走向切开胰管,观察其管腔的大小,查看管腔内有无结石和肿瘤。从胰尾开始,将胰腺做多个横切面,间距为2~3cm,查看胰腺切面的情况,观察小叶结构是否清楚,有无出血、坏死和肿块等。

(5)肝脏和胆囊:先切断肝右叶周围组织,直至脊柱,注意勿伤及右侧肾上腺,然后割断下腔静脉(检查有无血栓形成),再将膈肌与肝相连部分剪去,肝横膈面的镰刀韧带也剪断,完整取出肝脏。取最大径测量肝脏的大小(正常为 25.8cm×15.2cm×5.8cm)、重量(正常约为 1500g)。观察肝脏表面是否光滑、质地软硬、有无损伤及色泽情况,肝脏边缘状况,是否触及结节,结节的大小、数量、性质等。用长脏器刀沿肝脏的长轴切开,大约间隔 1cm 做一切面,检查肝脏的内部结构。观察肝脏切面的颜色、质地、肝小叶结构是否清楚,有无淤血、门脉区纤维组织有无增生,有无肿块等。如果肝脏有损伤,应仔细检查损伤的部位、形态及范围。用镊子夹起胆囊管,用剪刀将胆囊壁与肝脏分离。沿胆囊长轴纵行剪开胆囊,将胆汁放入容器,观察胆汁的颜色和量,检查胆囊壁是否增厚,黏膜是否粗糙,有无息肉、结石形成(记录其数量、形状、色泽)等。

(6)肾上腺:在双侧肾上极寻找到肾上腺,用镊子和剪刀分离周围组织,完整取出双侧肾上腺。由于右侧肾上腺在肝和右肾之间,而且较小,容易和周围脂肪组织混淆,因此,取右侧肾上腺时应将肝向左上方推起,分离右肾上腺相邻的肝脏与周围脂肪组织,方能取出右侧肾上腺。做多个横切面,观察皮、髓质结构是否清楚(正常时皮质呈黄褐色,髓质灰红色),有无出血或肿瘤等。

(7)肾脏:将两肾外缘腹膜和周围脂肪组织剥离,切断肾门血管、输尿管及软组织,取出整个肾脏。测量肾的大小(正常约 11cm×5cm×3cm)、重量(一侧肾重约 140g)。检查肾包膜是否易于剥离,观察肾表面色泽(正常为暗红褐色),有无撕裂、瘢痕或颗粒(记录其大小及分布)。皮质有无增宽或变窄,是否隆起,皮、髓质分界线是否清楚等。

4.盆腔器官

(1)生殖器官:若为男性,应先检查阴囊有无肿大,然后分离耻骨后面腹膜外软组织,在靠近耻骨处割断尿道及直肠。取睾丸时,先扩大腹股沟管的内口,用手推挤睾丸向上,再把精索拉出腹股沟管,切断阴囊韧带,即可取出睾丸。观察睾丸大小、质地、表面及切面情况,有无肿瘤等。用镊子牵拉曲细精管,观察曲细精管有无异常。若为女性,则将尿道、阴道、子宫和输卵管等一并断离取出。

(2)膀胱、子宫和直肠:分离膀胱前、后壁腹膜及周围软组织,用长刀沿耻骨联合切断前列腺与尿道膜部的交界处(女性阴道)及直肠,取出整个盆腔脏器。观察膀胱的充盈状态及有无损伤、粘连或肿瘤等,男性还应检查前列腺有无肿大或肿瘤等。女性自阴道前壁经子宫颈达子宫体切开,再以此切口上段切向两旁直至输卵管开口,形成“Y”字形切口。成年女性在检查子宫时,应注意观察子宫内膜厚度、有无妊娠、出血或坏死,子宫肌壁厚度及有无肿瘤,两侧输卵管有无扩张、狭窄或肿瘤。卵巢顺其长径自凸缘向卵巢门切开,观察有无血肿、黄体、白体、肿瘤或妊娠。

5. 脑

(1)头皮的切开:将尸体仰放在尸检台上,检查头皮有无外伤、血肿等。从左、右耳后乳突上方1cm处向颅顶做一连线将头发分开,用刀自右向左沿头发分开线切开头皮。将头皮向枕部及额部剥离、翻转切口两侧头皮,额部剥至眉弓上1cm处,枕部剥至枕外隆凸下,暴露颅盖骨。

(2)颅骨的锯开:在眉弓上约2cm处向两侧颞部与枕骨粗隆做一连线(即开颅锯线),用骨锯沿此线将颅骨锯开,用凿子和铁锤在锯缝处将颅骨分开,移去颅骨。

(3)脑的取出:沿锯线剪开硬脑膜,剪断前端的大脑镰。左手自额骨处硬脑膜下伸到颅底将脑的额叶向后掰开,右手用剪刀剪断与颅底相连的脑神经、颈内动脉及垂体蒂。然后剪开两侧小脑幕,再用尖刀深入枕骨大孔内切断脊髓。剪断后部的硬脑膜,将大、小脑一并取出(用纱布接住全脑)。再将垂体与周围组织分离,取出垂体。

(4)脑的固定与观察:连纱布一起将全脑悬浮浸泡固定,约固定一周后按规定检查和取材。测量脑的重量(正常约1400g),观察软脑膜血管有无充血,蛛网膜下腔有无出血或过多的液体(或脓液);两侧大脑半球是否对称,脑回有无变宽、变扁,或变窄、变小,脑沟有无变浅(或变宽);脑底动脉有无粥样硬化。

三、标本的处理

切割检查脏器,取小块组织固定,常规使用的固定剂为10%福尔马林溶液。组织块的厚度不宜超过0.5cm,以备制作切片。各脏器在做肉眼剖视、取材后,应立即放于10%福尔马林溶液内再固定,为了达到良好的固定效果,固定液的量一般相当于标本体积的5倍以上。

四、尸检后修复

尸体剖检完成后应对尸体外貌进行修复,使死者外观保持整洁。

(1)头颅修复:先用药棉填充颅腔,对合颅顶骨,然后缝合两侧颞肌,将头皮复原,最后缝合头皮。

(2)胸腹腔修复:先擦干胸腹腔内的液体,用药棉或细锯末等将胸腹腔填满,复位胸骨柄,自上至下每隔1cm缝一针,连续缝合好皮肤。

(3)清洗整理:用水洗净尸体,整理好头发,穿好衣服、鞋袜,整理好面容后送回医院太平间。

五、病理尸检报告

在尸检过程中对每一脏器尽可能做初步的肉眼诊断。尸检完毕，通过对各脏器的肉眼检查、显微镜检查和其他辅助检查，结合临床资料经过综合分析给出病理诊断，找出主要病变、次要病变、原发疾病、继发疾病，最后明确死亡原因。由尸检者本人或上级病理医师根据各种病理变化、临床表现，分析讨论病变之间的联系，临床与病理之间的联系，对于病变的某些特点亦可结合文献进行深入地讨论。对于未解决的问题也可提出并进行讨论，最后给出死亡原因小结。

附录Ⅱ 临床病理诊断技术

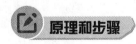 **目的要求**

1. 了解临床病理诊断工作程序,熟悉取材、脱水、包埋、切片、染色的基本技术。
2. 学会大体标本取材和病理切片的制作。
3. 能够独立诊断临床常见疾病,学会填写病理诊断报告。
4. 认识临床病理工作的重要性及其与本专业职业岗位的关系。

方法步骤

1. 教师讲解并示教临床病理诊断的工作程序及注意事项。
2. 学生亲自动手进行病理标本取材,制作石蜡切片。
3. 进行临床病理诊断,填写病理诊断报告。

仪器和用途

(1)组织脱水机:可按一定程序对组织进行固定、脱水、透明、浸蜡。

(2)组织包埋机:用于组织块石蜡包埋,包埋后可使组织达到一定硬度,利于切片。

(3)组织切片机:最常用的是石蜡切片机,可将已包埋的组织蜡块切成 4~6μm 的普通切片。

(4)生物显微镜:包括单目、双目和多目显微镜,可对切片进行 40 倍、100 倍、400 倍等放大观察和诊断。

原理和步骤

一、组织的固定

(一)固定的概念

病理标本(样本)离体后,由于微环境的变化将发生自溶和(或)腐败,使其结构破坏。应用各种方法使病理标本尽量保持其离体前状态的过程称为固定(fixation)。

(二)固定的目的和机制

(1)使蛋白质凝固,终止或减少分解酶的作用,防止自溶,保存组织、细胞的离体前结构状态,包括保存组织或细胞的抗原性,使抗原不失活,不发生弥散。

(2)保存组织、细胞内的蛋白质、脂肪、糖原、某些维生素及病理性蓄积物,维持病变的特异性特征。

(3)使上述物质转为不溶解状态,防止和尽量减少制片过程中人为的溶解和丢失。

(4)起助染作用。

(三)固定方法

(1)物理学方法:如低温冷冻,干冰(dry ice,即固态无水碳酸)冰冻真空脱水,石蜡渗入法。

(2)化学方法:采用各种化学溶液作为固定液,使组织细胞进入固定状态。这是我国最常用的方法。

固定应在标本离体后尽快进行,小标本可在取材后直接放入固定液内,大标本应在手术切除后迅速放入固定液内。

固定液与标本的比例不得少于标本体积的 5 倍。有特殊要求者应事先选定相应的固定液,如查糖原,应选择无水乙醇作为固定液等。

固定的时间应适当,微小标本(如胃镜时取的胃内膜等)放置 2 ~ 4h 即可,大标本(如胃肠道肿瘤)应置放 12 ~ 24h,但亦不要过久,以免影响抗原性,造成免疫组化操作中的困难。

(四)常用固定液及其配制

固定液分单纯固定液和混合固定液。

1. 甲醛(formaldehyde)

固定常用的是37% ~40%的甲醛溶液,商品名为福尔马林(formalin)。用作固定的浓度一般为 10% 福尔马林(即 1 份甲醛溶液加 9 份水配制而成),实际含甲醛4%。10%福尔马林渗透力强,固定均匀,对组织收缩少。对脂肪、神经及髓鞘、糖等固定效果好,是最常用的固定剂。

经福尔马林长时间固定的组织,易产生黑色的沉淀称福尔马林色素。

2. 乙醇

乙醇为无色液体,易溶于水,它除可作为固定剂外,还可作为脱水剂,对组织有硬化作用。用作固定时以80%~95%的浓度为好,乙醇渗透力较弱,它能溶解脂肪,核蛋白被沉淀后,仍能溶于水,因此核的着色不良且易脆、硬,切片容易掉,一般不经常用。

3. 中性甲醛液(混合固定液)

由甲醛(40%)120mL,加蒸馏水880mL,磷酸二氢钠($NaH_2PO_4 \cdot H_2O$)4g,磷酸氢二钠(Na_2HPO_4)13g配制而成,pH值达到7。此固定液是人体组织和动物组织常用的固定液,特别是用于免疫组织化学染色固定时,效果较好。

以上固定液中,以中性甲醛为首选,其次为10%福尔马林,乙醇应尽量不用。

二、病理标本取材的方法、原则及注意事项

(1)严格核对患者信息:包括姓名、住院号、门诊号及标本的性质(种类)和数量等。

(2)小标本核对:块数,粟粒大小或更小的标本用滤纸衬托,点上伊红或苏木精染色后再用纱布包裹,然后再进行固定、脱水、浸蜡,以防遗失,否则浸蜡后小标本与蜡混在一起不易辨认。

(3)切除活检标本(如皮肤、肿瘤)及手术切除标本均应标记断端并取材,大标本应描述并记录手术切除方式、脏器特征。组织避免挤压,取材刀要锋利,不可来回切割。

(4)仔细观察描述记录,包括数目、大小、形状(如乳头状、菜花状、息肉状、结节状、分叶状、溃疡状、囊状及弥漫肥厚状)、颜色(如灰白色、粉红色)、有无出血、色素、囊性变等,质地及硬度等。内分泌腺(如甲状腺、肾上腺、垂体、性腺等)的肿瘤除一般描述外,还应称其重量。除病理号外,每块组织都要做小标号。

(5)取材部位要合理,所取组织块应具代表性,取下的组织块不能过大、过厚。一般为1cm×1cm×(0.2~0.3)cm,尽量包含病变周围相对正常的组织,避免选取凝血块、坏死组织。

(6)主要病变、相关组织、特殊病变多部位取材,避免遗漏,显示全貌,取最大面积,包括肿瘤转移部位和切缘。

(7)根治术标本在未固定前应仔细寻找淋巴结,淋巴结有无癌转移直接影响患者的治疗和预后。

(8)取材后组织块做好编号并认真记录,如2023001a。2023001为患者病理编号,后面的字母代表取材的不同部位及蜡块。

三、常规石蜡切片技术

组织取材后,要想获得一批质量好的病理切片,还要做好下列工作。

(一)再固定

取材后立即再固定,以抑制组织自溶,保持各种组织的原状。一般需固定 12 ~ 24h,固定剂主要是 10% 福尔马林。

(二)冲洗

常规固定液(10% 福尔马林)可用流水冲洗。冲洗时间一般数小时至 24h,水流不能急,缓慢冲洗。

(三)脱水

除去细胞中水分,使包埋剂渗入细胞内,即为脱水。常用脱水剂是乙醇或乙醇与丙酮的混合剂,以低浓度开始逐渐进入无水乙醇。采用酒精梯度脱水法,让组织依次进入70%、80%、90%、100% 酒精中两次逐级脱水,脱水必须在有盖的玻璃瓶中进行,防止酒精挥发,保证脱水彻底。脱水很关键,如果脱水不彻底,切片容易掉片,造成观察的组织不全面,影响镜下的诊断结果。不同的组织脱水的时间也不一样。需要过夜脱水的组织一般都在 95% 的乙醇中过夜。在 100% 的酒精中脱水停留时间不能过长(真空脱水仪器除外),否则切片时组织块过硬过脆,影响切片质量。

(四)透明

透明是指用包埋剂取代组织内脱水剂,填充细胞内外空隙。石蜡包埋技术所用浸透剂为二甲苯或氯仿,以二甲苯较为常用。透明的时间需看组织取材的大小而定,一般透明分 2 次,每次半个小时。

(五)包埋

要使组织切成很薄的切片,组织需包埋于石蜡等物质中,使液态变固态,且有一定硬度,才能用切片机切成薄片。冬天包埋用的石蜡熔点低一些,一般在 52 ~ 54℃。夏天一般在 54 ~ 56℃。混合重复用的石蜡包埋的效果会更好。

（六）切片

用石蜡切片机切成 4~6μm 的薄片,贴于玻璃片上经烤干、二甲苯脱蜡、乙醇逐级复水后,即可染色,封固后加盖玻片即可供观察用。

（七）染色

病理活检常规使用 HE 染色法,此染色法用两种染料,一种是苏木素,可将细胞核或组织内嗜碱性物质染成蓝紫色;另一种染料是伊红,可将细胞质和细胞外组织染成粉红色,经染色后,就可以看到组织和细胞的特征及彼此的关系。在苏木素染液中一般染 15~20min,夏天时间可短一些;在盐酸乙醇中细胞核的分化很重要,分化后在镜下观察。伊红染色时间一般 1min 左右,然后进行乙醇脱水,二甲苯透明,树胶封片。

四、临床病理诊断

综合患者的一般情况、临床诊疗过程,特别是大体标本观察、组织学切片观察,进行综合分析,作出临床病理诊断,填写病理诊断报告(见附录Ⅲ)。

附录Ⅲ　病理诊断报告

病理号：

姓名：	性别：	年龄：	民族：	门诊号：
送检医院：	送检科室：		送检医生：	住院号：
住址：				床号：

送检物：　　　　　　　　　　　　　　　　　　　　　　送检日期：

临床诊断：

大体所见：

　　（首先确认是什么脏器，然后由表及里，从前往后，从大到小，从上而下按解剖部位对大体标本进行检查描述。具体观察病灶确切部位、大小、形状、包膜及与周围组织的关系、色泽、质地以及囊性或实性结构、肿瘤有无出血坏死状况、淋巴结状况以及断端状况等，并在此记录取材情况）

镜下所见：

　　（镜下观察组织学切片，采集图像并描述病变特点）

病理诊断：

报告医生：　　　　　　　　　　　复查医生：

报告日期：

备注：本结果仅对来样负责，如对诊断结果有疑问，请于收到报告后一周内与我们联系，多谢合作！

附录Ⅳ 病理图例

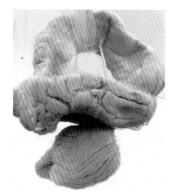

图1-1 脑萎缩

两侧大脑半球受积水压迫萎缩、消失，脑室腔与大脑顶部蛛网膜下腔穿通，小脑无变化。

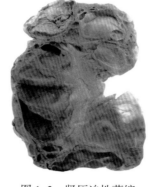

图1-2 肾压迫性萎缩

肾盂积水压迫周围肾组织，肾实质明显变薄，因积水而呈囊泡状。

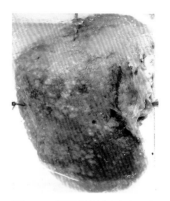

图1-3 颗粒固缩肾（表面）

肾体积缩小，表面有弥漫的细小颗粒形成。

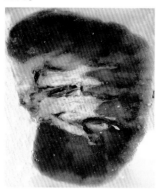

图1-4 颗粒固缩肾（切面）

肾皮质变薄，皮髓质界限清楚，肾盂有脂肪填充。

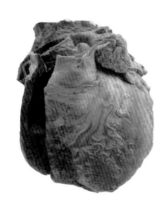

图1-5 心脏褐色萎缩

心脏体积缩小，呈深褐色，表面冠状动脉呈蛇形弯曲。

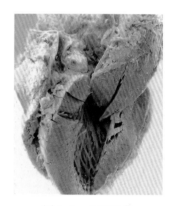

图1-6 心肌肥大

心脏体积增大，重量增加，左心室壁肥厚。

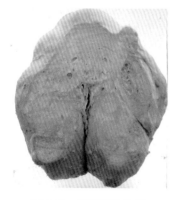

图1-7 前列腺增生症

增生肥大的前列腺体积增大，切面有灰白色的条索和微小的囊腔形成。

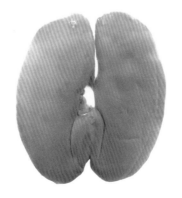

图1-8 肾水肿（表面）

肾脏体积增大，表面平滑，颜色变浅。

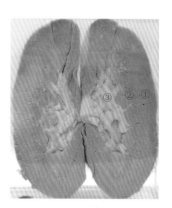

①肾皮质变厚；②髓质区；③肾盂填充的脂肪组织。

图1-9 肾水肿（切面）

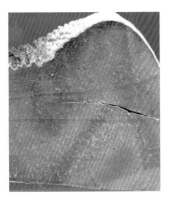

图 1-10　脾被膜透明变性

脾脏因淤血肿大，包膜增厚，呈灰白色。

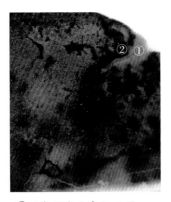

①三角形灰白色坏死区；②充血出血带。

图 1-11　脾凝固性坏死
（贫血性梗死）

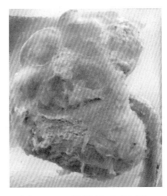

图 1-12　肾结核（表面）

肾脏稍大，表面出现多个结节状隆起。

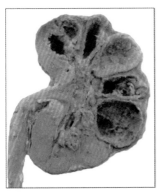

图 1-13　肾结核（切面）

肾实质内有多个大小不等的空洞，洞壁粗糙，附有干酪样坏死物。

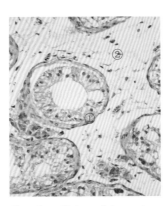

①曲精小管内细胞数目明显减少；②间质变宽。

图 1-14　睾丸萎缩

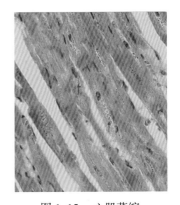

图 1-15　心肌萎缩

萎缩心肌变窄，间隙变宽，箭头所指为脂褐素颗粒。

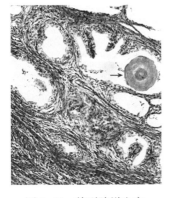

图 1-16　前列腺增生症

腺体数量增多，周围有平滑肌细胞和纤维组织增生。箭头所指为砂粒体。

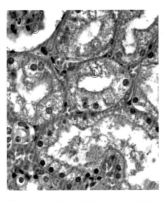

①水肿的肾小管上皮细胞内可见细小均匀粉染颗粒；②肾小球。

图 1-17　肾细胞水肿

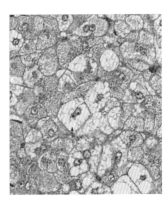

图 1-18　肝细胞水肿

轻度水肿肝细胞内可见均匀细小的粉染颗粒，箭头所指为严重水肿的气球样变肝细胞。

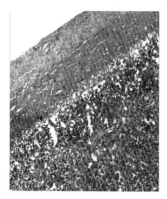

①为玻璃样变性的脾被膜；
②脾实质。

图 1-19 脾被膜玻璃样变性

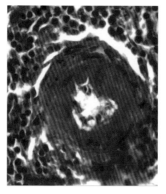

图 1-20 脾中央动脉玻璃
样变性

箭头所指为脾中央动脉管壁
增厚红染，管腔狭窄，平滑
肌细胞萎缩或消失。

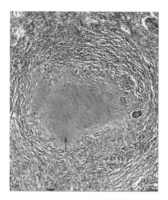

图 1-21 肺结核干酪样坏死

箭头所指为红染无结构物质，
坏死比较彻底，为干酪样坏死。

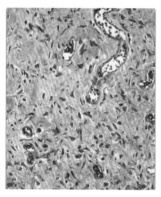

图 1-22 肉芽组织

低倍镜下可见多量新生的毛
细血管和增生的细胞成分。

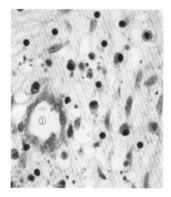

①新生毛细血管；②成纤维
细胞；③淋巴细胞；④浆细
胞；⑤嗜酸性粒细胞。

图 1-23 肉芽组织

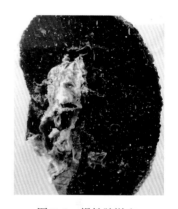

图 2-1 慢性肺淤血

肺体积增大，表面及切面呈
暗红色，质地坚实。

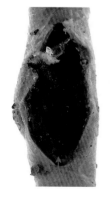

图 2-2 静脉内血栓

静脉内可见暗红色血栓完全
阻塞血管腔。

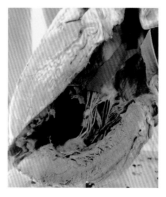

图 2-3 心附壁血栓

心腔内近心尖处可见一暗红色
血栓，表面干燥而粗糙。

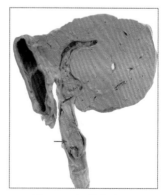

图 2-4 门静脉瘤栓

肝脏门静脉腔内可见一肿瘤
细胞栓子。

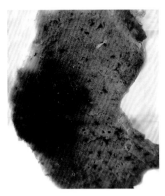

图 2-5 肺出血性梗死

箭头所指暗黑色近似扇形区为肺出血性梗死区。

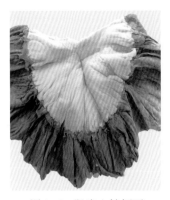

图 2-6 肠出血性梗死

梗死的肠管呈黑褐色，肠壁增厚，黏膜皱襞消失。

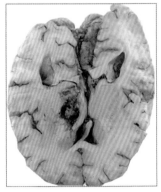

图 2-7 脑出血

大脑切面内可见内囊出血，形成含凝血块的囊腔。

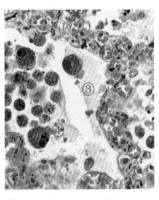

①肺泡壁毛细血管高度扩张充血；②心力衰竭细胞；③水肿液；④红细胞。

图 2-8 慢性肺淤血

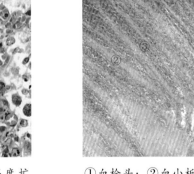

①血栓头；②血小板小梁；③凝固的血液。

图 2-9 血栓体 – 混合血栓交界处

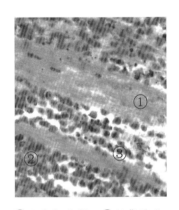

①血小板小梁；②凝集的血液；③变性坏死的中性粒细胞。

图 2-10 混合血栓

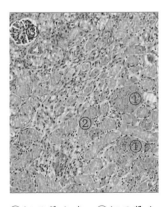

①坏死肾小球；②坏死肾小管；③正常肾小球。

图 2-11 肾贫血性梗死

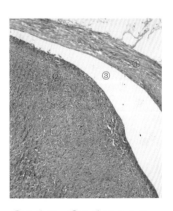

①血管壁；②血管腔内血栓，已部分机化；③再通的管腔。

图 2-12 血栓机化与再通

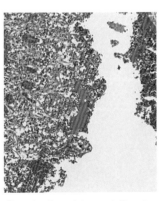

①肠黏膜细胞坏死脱落，组织内积聚大量红细胞；②肠腔内渗出物。

图 2-13 肠出血性梗死

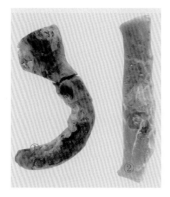

①坏疽性阑尾炎；②化脓性阑尾炎。

图3-1　阑尾炎

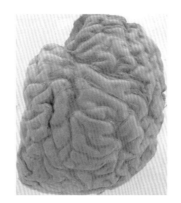

图3-2　化脓性脑膜炎（流行性脑脊髓膜炎）

脑膜表面有灰黄色脓性渗出物附着，血管周围更明显。

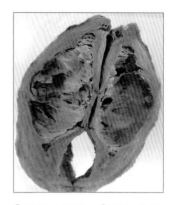

①增厚的胸膜；②固定后的脓液。

图3-3　胸腔积脓

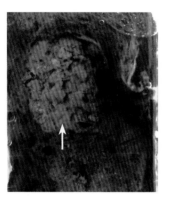

图3-4　肺脓肿

箭头所指界限较清楚的圆形病灶为脓肿，切面为囊性，囊内为固定后的脓液。

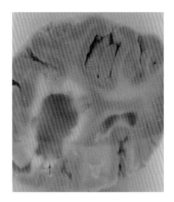

图3-5　脑脓肿

箭头所指脑实质内界限清楚的空腔为脓肿区，脓液已脱落。

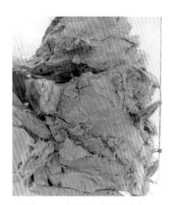

图3-6　纤维素性胸膜炎

附着在脏层胸膜表面灰白色絮状或条索状物质为渗出的纤维素。

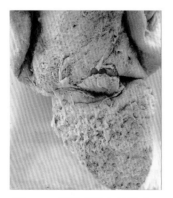

图3-7　纤维素性心外膜炎

心包脏层表面渗出的纤维素呈绒毛状，称绒毛心。

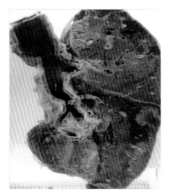

图3-8　气管伪膜性炎

箭头所指气管表面有一层灰白色伪膜附着。

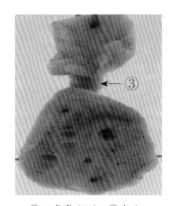

①正常鼻黏膜；②息肉；③蒂。

图3-9　鼻息肉

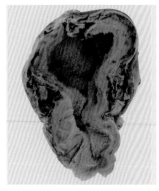

图 3-10　慢性胆囊炎

胆囊壁明显增厚，胆囊底部黏膜稍增厚。

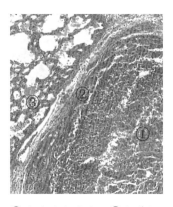

①脓肿腔内脓液；②肉芽组织构成的脓肿膜；③周围肺组织。

图 3-11　肺脓肿

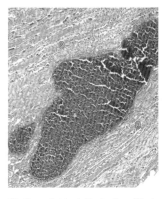

①界限清楚的肾脓肿；②脓肿周围肾组织。

图 3-12　肾脓肿

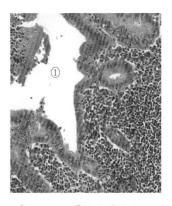

①阑尾腔；②腔内渗出物；③阑尾黏膜层。

图 3-13　急性蜂窝织炎性阑尾炎（黏膜层）

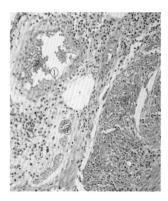

①血管扩张充血；②浸润的炎细胞；③阑尾纵行肌。

图 3-14　急性蜂窝织炎性阑尾炎（浆膜层）

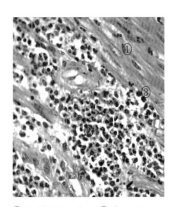

①平滑肌细胞；②中性粒细胞；③嗜酸性粒细胞。

图 3-15　急性蜂窝织炎性阑尾炎（肌层）

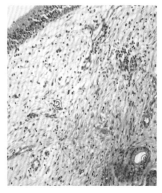

①息肉表面假复层纤毛柱状上皮；②肉芽组织；③增生的腺体。

图 3-16　鼻息肉

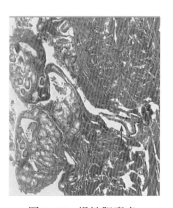

图 3-18　慢性胆囊炎

胆囊黏膜上皮部分脱落，壁增厚，炎细胞浸润。箭头所指为 R-A 窦。

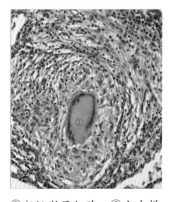

①朗汉斯巨细胞；②上皮样细胞；③外围的淋巴细胞和成纤维细胞。

图 3-19　肺结核肉芽肿

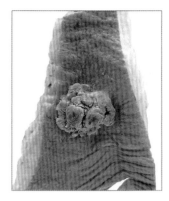

图 4-1　皮肤乳头状瘤

肿瘤向皮肤表面生长，形成
多个乳头状突起。箭头所指
为肿瘤组织。

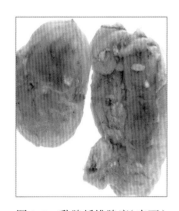

图 4-2　乳腺纤维腺瘤（表面）

肿瘤呈结节状，境界清楚，
表面有完整包膜。

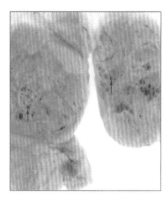

图 4-3　乳腺纤维腺瘤（切面）

肿瘤切面箭头所指为微小囊
腔，囊腔间为灰白色条索状组
织。

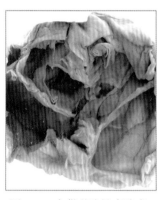

图 4-4　卵巢黏液性囊腺瘤

肿瘤呈卵圆形，切面为多房
囊性，囊壁光滑。

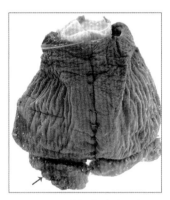

图 4-5　阴茎癌（表面）

箭头所指癌组织向阴茎表面
外生性生长，形成菜花样肿
物。

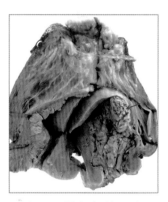

图 4-6　阴茎癌（切面）

箭头所指癌组织向深层浸润
性生长，与周围组织分界不
清。

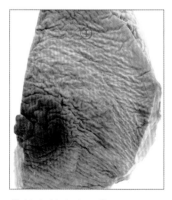

①橘皮样皮肤；②乳头下陷
并偏向一侧。

图 4-7　乳腺癌（表面）

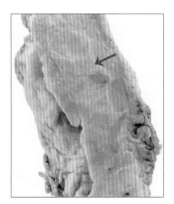

图 4-8　乳腺癌（切面）

箭头所指灰白色癌组织在乳
房内浸润性生长，与周围组
织分界不清。

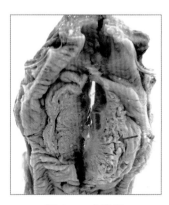

图 4-9　食管癌

箭头所指癌组织向食管腔内
隆起，呈菜花状，并向管壁
浸润。

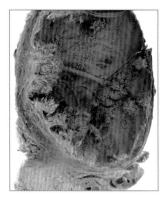

图 4-10　膀胱癌

箭头所指癌组织向膀胱腔内生长，形成多个乳头状突起，与膀胱壁分界不清。

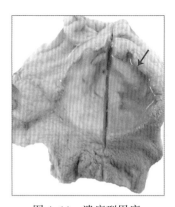

图 4-11　溃疡型胃癌

箭头所指癌组织坏死脱落后形成较大溃疡，边缘隆起，底部凹凸不平，周围黏膜皱襞中断。

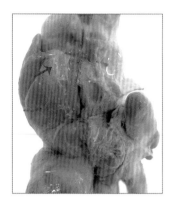

图 4-12　脂肪瘤

肿瘤淡黄色、分叶状，箭头所指肿瘤表面灰白色膜状物为肿瘤包膜。

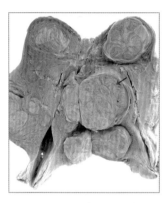

图 4-13　子宫平滑肌瘤

箭头所指为肿瘤结节，呈多发性，圆形或椭圆形，界清，切面可见编织状纹理。

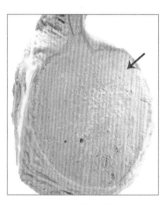

图 4-14　右髂骨成骨肉瘤

肿瘤呈球形，破坏骨质，箭头所指为肿瘤组织。

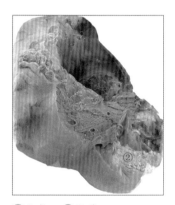

①毛发；②脂质

图 4-15　卵巢囊性畸胎瘤

肿瘤切面呈囊性，腔内可见多种组织成分。

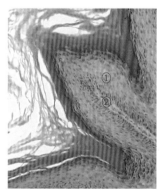

①肿瘤实质：肿瘤细胞；②肿瘤间质。

图 4-16　皮肤乳头状瘤

（纵切面）

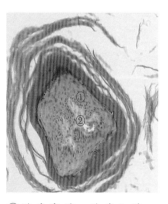

①肿瘤实质：肿瘤细胞；②肿瘤间质。

图 4-17　皮肤乳头状瘤

（横断面）

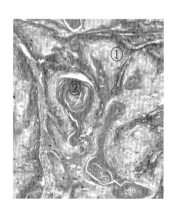

①癌巢；②癌珠（角化珠）。

图 4-18　鳞状细胞癌

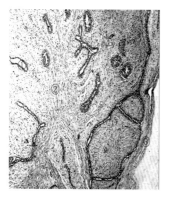

①增生的腺体；②增生的纤维组织；③完整的包膜。

图4-19　乳腺纤维腺瘤

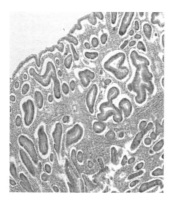

图4-20　肠腺瘤

息肉状生长，增生的腺体大小不一，形状不规则，排列紊乱，细胞无异型性。

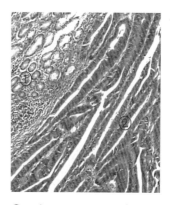

①正常肠黏膜腺体；②癌变的腺体。

图4-21　肠腺癌

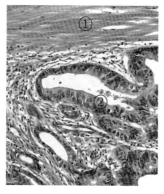

①肠壁平滑肌；②癌细胞构成的腺样癌巢浸润至肌层。

图4-22　肠腺癌

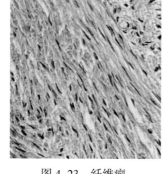

图4-23　纤维瘤

瘤细胞异型性小，酷似成熟的纤维细胞，但结构异型性明显，排列呈编织状。

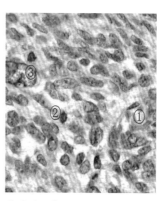

①血管；②病理性核分裂象；③奇异型巨核肉瘤细胞。

图4-24　纤维肉瘤

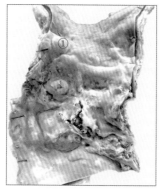

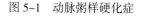

①动脉粥样硬化斑块；②斑块破裂形成粥样溃疡。

图5-1　动脉粥样硬化症

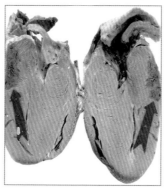

图5-2　心肌梗死

梗死灶呈灰黄色、不规则地图状，边界清楚。箭头所指为梗死灶。

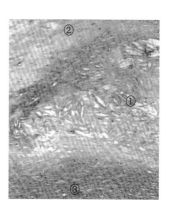

①胆固醇结晶及坏死组织；②纤维帽；③动脉中膜平滑肌层。

图5-3　主动脉粥样硬化

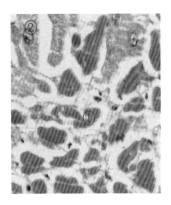

①梗死的心肌组织；②正常
心肌组织。

图5-4　心肌梗死

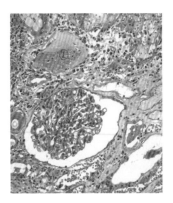

①纤维化、玻璃样变的肾小
球；②代偿性肥大的肾小球。

图5-5　高血压病肾脏

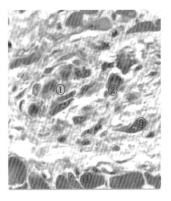

①纤维素样坏死；②双核风湿
细胞；③单个核的风湿细胞；
④心肌组织。

图5-6　风湿性心肌炎

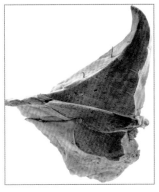

图6-1 大叶性肺炎
（灰色肝样变期）

肺上叶明显实变，呈灰白色，
质实如肝。

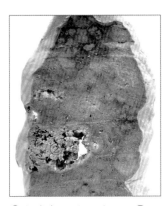

①灰黄色化脓性病灶；②继
发形成的肺脓肿。

图6-2　小叶性肺炎

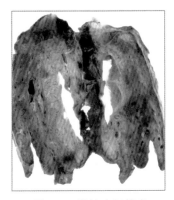

图6-3　慢性支气管炎

支气管管壁增厚，管腔狭窄。

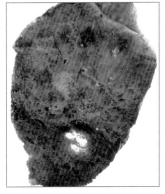

图6-4　阻塞性肺气肿

肺组织明显膨隆，切面呈蜂
窝状，可见大小不一的囊泡。

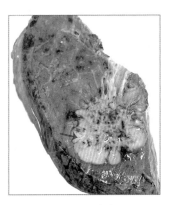

图6-5　肺癌

在肺切面，箭头所指的灰白
色肿块为癌组织。

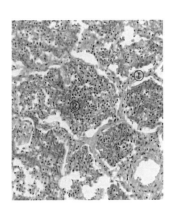

①肺泡壁上毛细血管狭窄闭
塞；②肺泡腔内纤维素网和
网眼内的中性粒细胞。

图6-6　大叶性肺炎

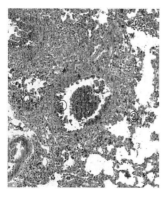

①病变的细支气管，腔内积聚脓液；②周围肺组织充血、炎细胞浸润。

图 6-7 小叶性肺炎

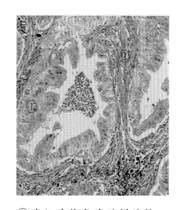

①癌细胞构成腺腔样结构；②癌巢之间的间质。

图 6-8 肺腺癌

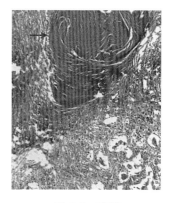

图 6-9 硅肺

镜下表现为硅结节形成和周围肺组织广泛纤维化，箭头所指为硅结节。

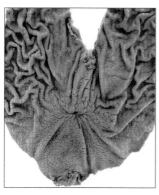

图 7-1 胃溃疡

箭头所指溃疡较小，呈圆形，边缘整齐，黏膜皱襞呈放射状向溃疡集中。

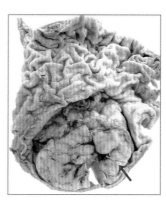

图 7-2 息肉型胃癌

箭头所指癌组织呈息肉状突入胃腔。

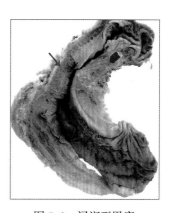

图 7-3 浸润型胃癌

箭头所指癌组织向胃壁内弥漫性浸润，致胃壁明显增厚，质硬，胃腔缩小。

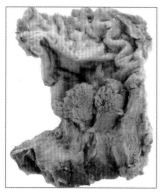

图 7-4 直肠癌

箭头所指癌组织向直肠腔内生长，形成一菜花样肿物。

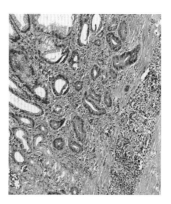

图 7-5 慢性萎缩性胃炎

胃黏膜层腺体数量明显减少，大量慢性炎细胞浸润。

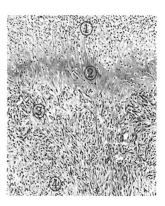

①渗出层；②坏死层；③肉芽组织层；④瘢痕层。

图 7-6 胃溃疡

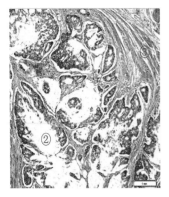

癌组织浸润性生长到平滑肌层。①癌细胞；②癌细胞分泌的粘液；③肌层。

图 7-7　胃腺癌

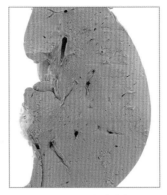

图 8-1　肝脂肪变性

肝脏体积增大，边缘圆钝，色淡黄。

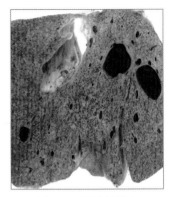

图 8-2　慢性肝淤血

肝脏体积增大，切面出现红（固定后发黑）黄相间的条纹，似槟榔切面。

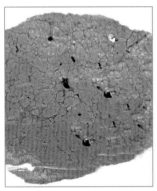

图 8-3　亚急性重型肝炎

肝脏表面不光滑，切面可见多数大小不等的结节。

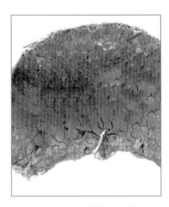

图 8-4　门脉性肝硬化

肝脏体积缩小，切面可见大小较一致、圆形或椭圆形的岛屿状结节，箭头所指为结节。

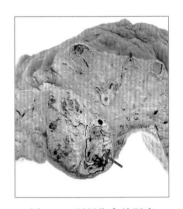

图 8-5　肝硬化合并肝癌

肝脏表面和切面可见多个大小不等的结节，箭头所指结节为癌结节。

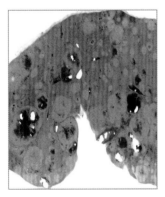

图 8-6　多结节型肝癌

肝脏切面可见多个大小不等的癌结节，圆形或椭圆形。

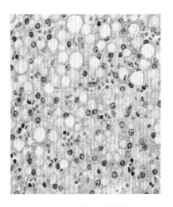

图 8-7　肝脂肪变性

肝细胞内可见大小不一的球形空泡，部分细胞核被挤向一侧。

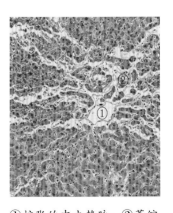

①扩张的中央静脉；②萎缩的肝细胞周围为扩张的肝窦。

图 8-8　慢性肝淤血

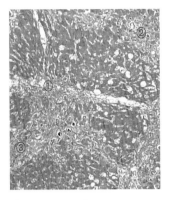

①中央静脉；②碎片状坏死；
③桥接坏死。

图 8-9 重度慢性肝炎

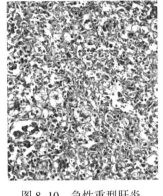

图 8-10 急性重型肝炎

肝细胞弥漫性大片坏死，肝
细胞索解离。肝血窦扩张充
血，小叶周边残存少量变性
的肝细胞。

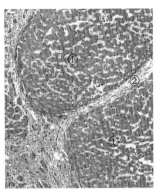

①假小叶；②纤维间隔。

图 8-11 门脉性肝硬化

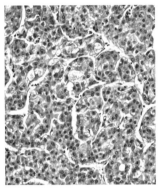

图 8-12 肝细胞癌

癌细胞呈腺管状、条索状排
列，癌巢之间有似肝血窦样
腔隙，间质少。

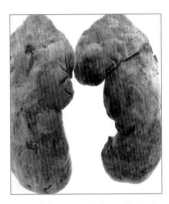
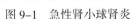

双侧肾脏明显肿大，表面充
血，颜色较红，故有大红肾
之称（固定后呈黑色）。

图 9-1 急性肾小球肾炎

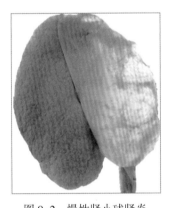

图 9-2 慢性肾小球肾炎
（表面）

肾体积明显缩小，掀开被膜
可见表面呈弥漫性细颗粒状，
称为继发性颗粒固缩肾。

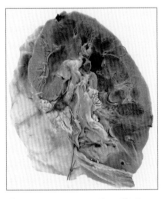

①切面肾皮质变薄；②肾盂
周围脂肪组织增多。

图 9-3 慢性肾小球肾炎
（切面）

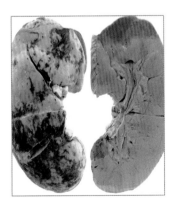

图 9-4 急性肾盂肾炎

肾脏表面出血，有脓性渗出
物。切面肾盂积脓，黏膜充
血水肿。

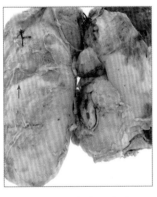

图 9-5 慢性肾盂肾炎

肾脏两侧大小形状不等，箭
头所指为肾表面大的凹陷性
瘢痕。

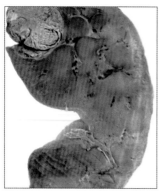

图 9-6 肾细胞癌

肾脏上极可见一圆形肿物,切面呈淡黄色或灰白色。肿瘤界限清楚,有假包膜形成。

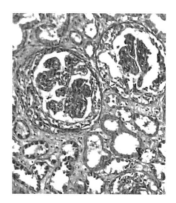

图 9-7 新月体性肾小球肾炎

箭头所指肾小球球囊壁层上皮细胞增生形成新月体。

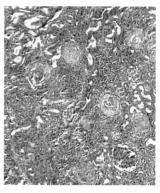

图 9-8 慢性肾小球肾炎

大量肾小球纤维化、玻璃样变,相应的肾小管萎缩、消失。病变肾小球呈相互集中辐辏现象。

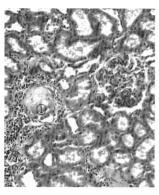

①肾小球玻璃样变,周围肾小管萎缩消失;②代偿肥大肾小球,周围肾小管代偿扩张。

图 9-9 慢性硬化性肾小球肾炎

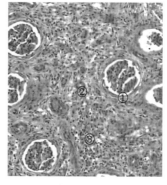

①肾小球囊周纤维化;②萎缩肾小管;③间质纤维组织。

图 9-10 慢性肾盂肾炎

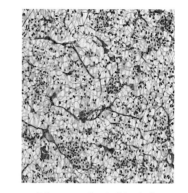

图 9-11 肾透明细胞癌

肿瘤细胞体积较大,呈圆形或多边形,胞质丰富,透明或颗粒状,核居中。细胞排列呈团块状、条索状或腺样。间质具有丰富的毛细血管和血窦。

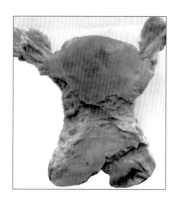

图 10-1 子宫颈癌(内生浸润型)

子宫颈外口未见明显外生结节及溃疡,可见子宫颈肥大,切面呈灰白色,无明显边界。

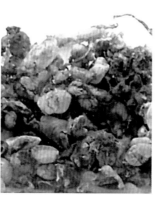

图 10-2 葡萄胎

图中可见散在水泡状胎块,大小不一,颜色灰黄或灰白半透明状。未见胚胎及正常绒毛结构。

①绒毛高度水肿;②滋养层细胞增生。

图 10-3 葡萄胎(镜下)

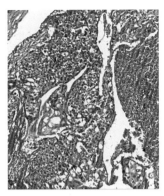

①分化不良异型性明显的滋养层细胞；②大片出血。

图 10-4　绒毛膜癌（镜下）

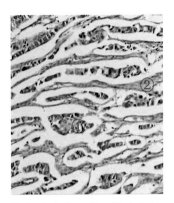

①实质肿瘤细胞；②肿瘤间质。

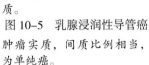

图 10-5　乳腺浸润性导管癌

肿瘤实质，间质比例相当，为单纯癌。

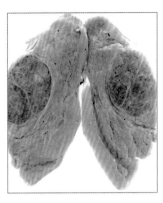

图 11-1　甲亢合并甲状腺腺瘤

甲状腺组织呈灰红色。箭头所指圆形肿物（腺瘤）包膜完整，周围组织受压明显，切面实性，可见纤维化和囊性变。

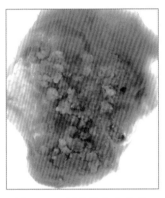

图 11-2　甲状腺乳头状癌

癌组织为囊性肿物，囊壁可见多量乳头形成，无包膜。

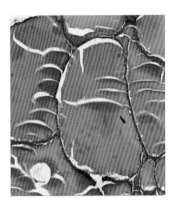

图 11-3　胶样甲状腺肿

滤泡腔高度扩张，腔内大量胶质贮积，无包膜。

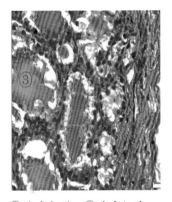

①肿瘤包膜；②肿瘤细胞；③肿瘤细胞分泌的胶质。

图 11-4　甲状腺瘤

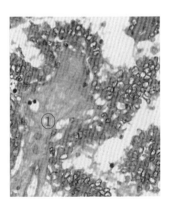

①乳头中心间质；②癌细胞（毛玻璃样核）。

图 11-5　甲状腺乳头状癌

肿瘤呈乳头状生长，分支多。

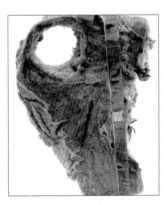

图 12-1　肺结核

病变肺组织上端可见一圆形空洞。洞壁内侧附着灰黄色干酪样坏死物，洞壁薄，空洞周围亦可见结核病变。

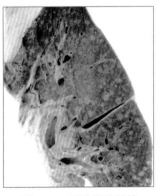

图 12-2　粟粒性肺结核

箭头所指为肺组织内可见均匀密布、粟粒大小、灰白色、圆形、境界清楚的小结节。

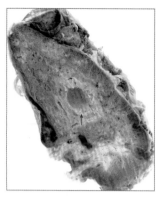

图 12-3　慢性纤维空洞型肺结核

箭头所指为厚壁空洞。洞壁结核性肉芽组织已经纤维化，空洞周围肺组织病变亦明显。

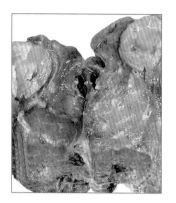

图 12-4　结核球

箭头所指为球状结节，呈灰白色，边界清楚，为结缔组织包绕干酪样坏死物形成的结核球。

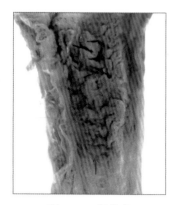

图 12-5　肠伤寒

箭头所指为伤寒肠道病变，回肠下段淋巴组织肿胀、隆起于黏膜表面，质软似脑回，故称肠伤寒髓样肿胀期。

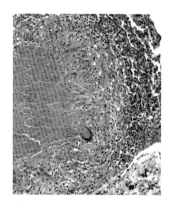

①干酪样坏死；②朗汉斯巨细胞；③上皮样细胞。

图 12-6　肺结核结节

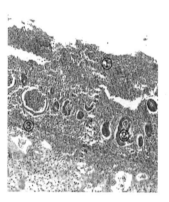

①假膜；②固有膜残留的腺体；③肠黏膜肌层。

图 12-7　细菌性痢疾（假膜性炎）

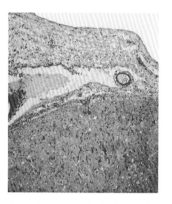

①脑实质；②蛛网膜下腔大量中性粒细胞浸润；③蛛网膜下腔血管高度扩张充血。

图 12-8　化脓性脑膜炎

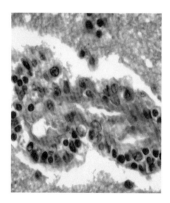

图 12-9　流行性乙型脑炎（淋巴细胞套）

病变以淋巴细胞渗出为主，环绕脑血管，周围呈袖套状浸润。

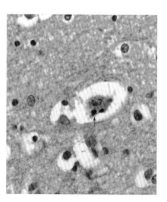

图 12-10　流行性乙型脑炎（噬神经细胞现象）

箭头所指为小胶质细胞侵入退变的神经元胞质内。

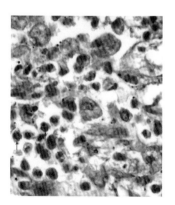

图 12-11　伤寒小节

伤寒病变肠组织内有大量单核巨噬细胞增生吞噬淋巴细胞、红细胞、细胞碎片等，形成箭头所指的伤寒细胞。